臓器移植関連CMV感染症 診療ガイドライン 2022

編集　一般社団法人 日本移植学会
　　　臓器移植関連CMV感染症診療ガイドライン策定委員会

JN002302

ぱーそん書房

協力者（Systematic Review and Writing）

（五十音順、敬称略、所属名略）

［概論など］

末永　忠広　北里大学 免疫学

［腎］

磯部　伸介　浜松医科大学 第一内科

海上　耕平　東京女子医科大学 移植管理科・腎臓内科

小口　英世　東邦大学 腎臓学

祖父江　理　香川大学 循環器・腎臓・脳卒中内科

豊田麻理子　熊本赤十字病院 腎臓内科

中村　祐貴　岩手県立中央病院 腎臓・リウマチ科

西平　守　友愛医療センター 腎臓内科

日高　寿美　湘南鎌倉総合病院 腎臓病総合医療センター

二村　健太　日本赤十字社愛知医療センター名古屋第二病院 移植内科

南　真人　鹿児島大学病院 腎臓・泌尿器センター　腎臓内科

谷澤　雅彦　聖マリアンナ大学 腎臓・高血圧内科

［膵］

會田　直弘　藤田医科大学 移植・再生医学

栗原　啓　藤田医科大学 移植・再生医学

加来　啓三　九州大学 臨床・腫瘍外科

小林　隆　新潟大学 小児外科

松島　肇　長崎大学 移植・消化器外科

［心］

服部　英敏　東京女子医科大学 循環器内科

［肺］

栢分　秀直　京都大学 呼吸器外科

中島　大輔　京都大学 呼吸器外科

中村　彰太　名古屋大学 呼吸器外科

［小腸］

伊藤　孝司　京都大学 肝胆膵移植外科/ 小児外科

内田　孟　国立成育医療研究センター 移植外科

小川　絵里　京都大学 肝胆膵移植外科/ 小児外科

工藤　博典　東北大学 小児外科

児玉　匡　大阪大学 小児成育外科

嶋田　圭太　熊本大学 小児外科・移植外科

當山　千巖　大阪大学 小児成育外科

正畠　和典　大阪大学 小児成育外科

山田　洋平　慶應義塾大学 外科学・臓器移植センター

吉丸耕一朗　九州大学 小児外科

［小児CMV感染］

松井　俊大　国立成育医療研究センター 小児内科系専門診療部 感染症科

［SARS-CoV-2］

南　幸一郎　大阪医科薬科大学 腎泌尿器外科

ガイドライン統括委員（策定委員以外の移植学会 医療標準化・移植検査委員会 委員）

（五十音順、敬称略、所属名略）

橋口　裕樹　福岡赤十字病院 移植センター

原田　　浩　はらだ腎泌尿器クリニック

増田　智先　姫路獨協大学 薬学部

■ 目 次 ■

CHAPTER

I

はじめに

1 | ガイドライン策定にあたり

1. 対象と背景

　本ガイドラインはすべての臓器移植にかかわる移植医療者と、臓器移植患者および移植予定者とその家族を対象としている。ただ、記載内容は専門的であり、非医療者にとっては理解困難な箇所が多々あることをご容赦頂きたい。

　さて、移植医療にかかわるサイトメガロウイルス（cytomegalovirus；CMV）感染症は、臓器移植後最も発症頻度の高いウイルス感染症の1つであり、臓器移植成績に影響を及ぼす可能性がある。また、治療薬はあるがワクチン接種による予防法は確立していない。これまで、相川厚策定委員長のもと日本臨床腎移植学会から「腎移植後サイトメガロウイルス感染症の診療ガイドライン2011」が2011年10月発刊され、宮本敏治委員長のもと「造血細胞移植ガイドライン サイトメガロウイルス感染症（第4版）」が日本造血細胞移植学会（現 日本造血・免疫細胞療法学会）から2018年8月に発刊されている。さらに、2020年8月CMV核酸定量検査が保険収載された。したがって、CMV感染症は領域・診療科を超え臓器移植医療に関与するあらゆる職種と患者・家族に広く認識される必要があり、共通の指針に基づくガイドライン策定が課題であった。

2. 手順・作業

　CMV感染症に対する認識を深めて頂く目的で「Minds診療ガイドライン作成マニュアル2020」などを参考に、本ガイドラインを作成した。「ガイドライン策定委員」設置を日本移植学会理事長・江川裕人が指示、移植学会の医療標準化・検査委員会が「ガイドライン統括委員会」となり、同委員会委員長の佐藤滋と副委員長の日下守が、それぞれ策定委員長と副委員長を務めた。策定委員会は16名の委員で構成し、参考文献収集や解説記載を担当する協力者を必要に応じて各策定委員から依頼した。

3. ガイドライン構成

　本ガイドラインは、CMVの基礎から臨床まで理解できるように構成した。第I章「はじめに」から、CMV感染と感染症の分類・定義、CMV概論、関連薬剤、検査法、臓器障害を伴う感染症、小児CMV感染の特徴、臓器移植関連CMV感染への対応（臓器別）、SARS-CoV-2波及時の臓器移植後CMV感染、そして第X章「臓器移植後CMV感染の免疫機構への影響」まで10章で構成している。臓器移植関連CMV感染症に対する診療にできる限り役立つと考えられるクリニカルクエスチョン（Clinical Question；CQ）を、第VIII章に設けた。各CQにステートメントと推奨の強さとエビデンスレベルを記載し、次いでそれぞれの解説および参考論文を交えた構成とした。図表の番号は章ごとに連番とした。参考文献番号は章ごとや項ごと、

あるいは臓器別ごとの番号とし、その最後に記載した。

4. 責任

　本ガイドラインの記述内容に対する責任は日本移植学会が負う。しかし、個々の診断・治療において本ガイドラインを用いる最終判断と責任はその利用者が負うべきものである。

5. 資金

　執筆料、製本費用、ホームページ掲載費用などは、日本移植学会により賄われた。

6. 利益相反

　日本移植学会ではCOI委員会を設置している。本ガイドラインの策定にかかわる各委員個人と企業間との利益相反は存在するが、本ガイドラインの内容は科学的根拠に基づくものであり、特定の営利・非営利団体や医薬品、医療用製品などとの利害関係による影響を受けたものではない。

2 ｜ 推奨の強さとエビデンスレベル

ステートメントの推奨の強さとエビデンスレベルは下記のような基準に基づきまとめた。

推奨の強さ
強い：'実施する'または'実施しない'ことを推奨する
弱い：'実施する'または'実施しない'ことを提案する

エビデンスレベル
A（強）　　　　：効果の推定値に強く確信がある
B（中）　　　　：効果の推定値に中等度の確信がある
C（弱）　　　　：効果の推定値に対する確信は限定的である
D（とても弱い）：効果の推定値がほとんど確信できない

3 ｜ CMV核酸定量検査とreal-time PCR法の表記

　CMV核酸定量は、ポリメラーゼ連鎖反応（polymerase chain reaction；PCR）法によるDNA複製過程で、増幅サイクルごと（リアルタイム）にモニターし増幅物質の定量ができるreal-time PCR法で行われる。

　本ガイドラインでは可能な限り用語の統一化を図っているが、CMV核酸定量に関しては

CMV DNA定量と表記する場合や、real-time PCR法を定量PCR法やCMV PCR法、あるいは単にPCR法と記載している箇所がある。いくつかの表記があることを理解して頂くために統一化をしていない。

4 │ 略語一覧

文中頻回に使用される略語の一覧を記す。なお、章ごとに最初に記載される名称については、正式名称を使用する場合と略語を使用する場合がある。あるいは、略語を使用しない章や項もある。

略語	原語	日本語
ACV	acyclovir	アシクロビル
CMV	cytomegalovirus	サイトメガロウイルス
D＋	donor-positive	CMV IgG 抗体陽性ドナー
D－	donor-negative	CMV IgG 抗体陰性ドナー
DNA PCR	deoxyribo nucleic acid polymerase chain reaction	核酸定量法
ELISA（EIA）	enzyme-linked immunosorbent assay	酵素結合免疫吸着測定法
gB	glycoprotein B	糖蛋白B
GCV	ganciclovir	ガンシクロビル
HSV	herpes simplex virus	単純ヘルペスウイルス
IE	immediate early protein	前早期蛋白
IU	international unit	国際標準単位
PAK	pancreas transplantation after kidney	腎移植後膵移植
PCR	polymerase chain reaction	ポリメラーゼ連鎖反応
PTA	pancreas transplantation alone	膵単独移植
QNAT	quantitative nucleic acid testing	定量核酸増幅法
R＋	recipient-positive	CMV IgG 抗体陽性レシピエント
R－	recipient-negative	CMV IgG 抗体陰性レシピエント
RCT	randomized controlled trial	ランダム化比較試験
real-time PCR	real-time polymerase chain reaction	（定量PCR の一種）
SPK	simultaneous pancreas transplantation	膵腎同時移植
VGCV	valganciclovir	バルガンシクロビル
VZV	varicella-zoster virus	水痘－帯状疱疹ウイルス

II

CMV感染と感染症の分類・定義

CMV感染に関する幅広い概念を理解するうえで、CMV感染の状態を表す用語の区別は非常に重要である。これらの用語の区別は元来、臨床研究における定義の統一を目的として整理されたものだが、実臨床でも使われることが多い。特に移植レシピエントにおいて、CMV感染を診断する機会は多いが「感染症」とは同義でない、というのは診療上も重要である。

本ガイドラインでも、ほかのガイドラインや用語の定義を提言した中心的な論文を参考にCMV感染と感染症の違いを以下のように定義する[1)2)]。

1 CMV感染（CMV infection）

CMV感染は、血液、体液および組織において、ウイルス培養によるCMVの分離、CMV抗原の検出、またはCMV由来の核酸の検出により定義される[2)]。実臨床においては、血液中からCMVを検出することが多いため、CMV感染の状態を、抗原血症（antigenemia：血中CMV抗原陽性）、DNA血症（DNA emia：血中CMV DNA陽性）と呼ぶこともある。

2 CMVの複製（CMV replication）

CMVの複製は狭義では、CMV粒子の複製と感染している細胞の破壊による溶解感染の状態を指し、ごく早期の遺伝子や蛋白などの検出により定義される。一方で、実臨床では、複製という表現はCMV抗原や核酸の検出とほぼ同義で使用されている。本ガイドラインでは、時に断りのない限りCMVの複製が確認されている状態を含めて、"CMV感染"とする。

3 CMV初感染（primary CMV infection）

CMV初感染は、移植前にCMV感染の既往のない移植レシピエント（R−）において最初にCMV感染が確認された状態である。免疫抑制状態にある移植レシピエントでは、抗CMV抗体の陽転化（seroconversion）による診断は困難であるため、通常、抗原血症やDNA血症などを根拠に初感染を定義する。

4 CMV感染の再発（recurrent CMV infection）

移植後のCMVモニタリング中に、4週間以上ウイルスが検出されない期間を経て、再度CMV感染を起こすことをCMV感染の再発と呼ぶ。再発性感染は、潜伏感染していた内因性CMVの再活性化、または移植臓器や移植後の曝露による外因性のCMVの再活性化から生じる。

5 ｜ CMV再感染（CMV reinfection）

　再感染は、最初の感染を引き起こした株とは異なるCMV株の検出と定義される。これはR+の場合にCMV陽性ドナー（R+）から移植を受けた場合などにみられる。異なる株のCMVであることの証明には、遺伝子配列を比較する必要があるが、実臨床では「再発」と「再感染」を区別することは難しく、通常行われない。

6 ｜ CMV再活性化（CMV reactivation）

　CMV再活性化は、潜伏感染状態にあるCMVが溶解感染に転じる状態を指す。レシピエント由来のCMVや、移植片を介したドナー由来のCMVなど、移植後CMV感染の病態は、ほとんど再活性化によるものと考えられている。狭義では、「分子生物学的に同一のCMV株（以前および現在の株）が検出された状態」を再活性化と呼ぶが、実臨床でこれらの解析が行われることは稀であり、CMVの検出（CMV感染）とほぼ同義で使われることも多い。

7 ｜ CMV感染症（CMV disease）

　症状や組織障害を伴うCMV感染をCMV感染症と定義する。CMV感染症は、発熱、倦怠感、異型リンパ球の増多、白血球・血小板の減少、肝逸脱酵素の上昇などの全身症状と検査値の異常が特徴的な「CMV症候群」と、「臓器障害を伴うCMV感染症」に分類される。臓器障害は特に移植片に生じやすいことが知られており、腸炎、肺炎、肝炎、網膜炎、脳髄膜炎などが知られる。米国移植学会はこれらの疾患に対して、確定診断（proven CMV disease）と、臨床診断（probable CMV disease）の基準を示しており、診断に必要な検査や、治療の決定に関する指針を提案している（**表Ⅱ-1**）。例えば、脳脊髄液中のCMV DNAが陽性のときにはCMV脳炎（probable）、眼房水中のCMV DNAが陽性のときにはCMV網膜症（proven）と、それぞれ診断する[3]。

表 II-1　CMV感染症の種類と確定診断・臨床診断（米国移殖学会）

CMV感染症の種類	確定診断	臨床診断
CMV症候群	該当なし	ウイルス分離、迅速培養、抗原血症または核酸増幅法による血液中のCMVの検出に加え、以下の項目の2つ以上を有する 1. 2日間以上続く38℃以上の発熱 2. 新しいまたは悪化傾向にある倦怠感や疲労 3. 2回の測定で、白血球/好中球減少 4. 異型リンパ球5%以上 5. 血小板減少症 6. 正常上限の2倍を超える肝逸脱酵素の上昇（肝移植患者は除く）
消化管CMV感染症	上部・下部消化管症状と内視鏡で確認可能な粘膜病変 消化管CMV感染の証明	上部・下部消化管症状と組織におけるCMV感染は証明されているが、内視鏡で確認可能な粘膜病変のないものは血中CMVの検出のみでは消化管CMV感染症の診断には至らない
CMV肺炎	肺炎の臨床症状および所見 肺組織中CMV感染の証明	肺炎の臨床症状および所見と気管支肺胞洗浄液でのみCMVの感染が証明され、肺組織の評価ができなかったもの
CMV肝炎	肝逸脱酵素の上昇と、ほかの肝炎の原因の除外 肝組織中のCMV感染の証明	該当なし
CMV網膜炎	熟練した眼科医により判定された典型的CMV網膜炎の所見 または 非典型的網膜所見/熟練した眼科医の診察が困難であっても、眼房水内のCMV DNAが陽性であれば確定診断する	該当なし
CMV脳炎	中枢神経感染症の臨床症状および中枢神経組織中のCMV感染の証明	中枢神経感染症の臨床症状 血液混入のない脳脊髄液でCMVの検出 脳炎を示唆する画像所見、脳波異常

参考文献

1) Razonable RR, Humar A. Cytomegalovirus in solid organ transplant recipients-Guidelines of the American Society of Transplantation Infectious Disease；Community of Practice. Clin Transplant 33(9)：e13512, 2019.

2) Ljungman P, Boeckh M, Hirsch HH, et al. Definitions of Cytomegalovirus Infection and Disease in Transplant Patients for Use in Clinical Trials. Clin Infect Dis 64(1)：87–91, 2017.

3) Humar A, Michaels M；Monitoring AIWGoID. American Society of Transplantation recommendations for screening, monitoring and reporting ofinfectious complications in immunosuppression trials in recipients of organ transplantation. Am J Transplant 6(2)：262-274, 2006.

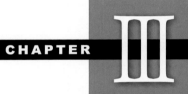

CHAPTER **III**

CMV概論

1 │ 序　論

　ヒトサイトメガロウイルス(CMV)は、小頭症や肝脾腫があり、病理学的に巨封入体細胞(cytomegalia)が認められる先天性巨細胞封入体症(先天性CMV感染症)から分離されたウイルスである。健常者では、稀に肝炎や単核球症を起こす以外、一般的には不顕性感染する。しかし、免疫不全患者では日和見感染症(CMV disease、CMV syndrome)を起こし[1]、しばしば致死的な疾患へと進展する。また免疫能が未熟な胎児期に感染した先天性CMV感染者の10〜20%は聴覚障害や精神発達遅滞をきたす。

　ヒトの体内では神経系(神経細胞やグリア細胞)、血球系(リンパ球やマクロファージ、樹状細胞など)、腺組織(唾液腺、乳腺、前立腺、膵臓など)、上皮細胞(網膜色素上皮細胞、腸管上皮細胞、肺胞上皮細胞など)、血管内皮細胞、線維芽細胞、精母細胞など実にさまざまな細胞に感染する。ひとたび感染すると、体内の特定の細胞に潜伏感染(細胞核内に環状化したDNAとして存続)して宿主の生涯にわたって感染を続けると同時に、時には増殖して(再活性化)回帰感染を起こし、唾液や尿に排泄されて他者へ感染を広げる(図Ⅲ-1)。

　感染しても、その免疫で再感染を防ぐことはできない。これは抗体やワクチンによる感染予防を考えるうえで重要なポイントである。また、発症病理を考えるうえでは、初感染なのか、再感染なのか、回帰感染なのかを判別することも重要である。特に臓器移植患者では、CMV IgG抗体陽性ドナー(D+)からの移植片には必ずといってよいほどCMVが感染しており、ドナー由来のウイルス株の感染(レシピエントにとっては初感染または再感染)には注意を払う必要がある。

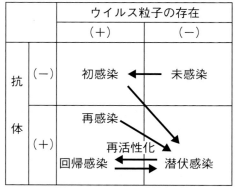

図Ⅲ-1　CMVの感染経過

(錫谷達夫. ヘルペスウイルス科. 標準微生物学, 第14版, 神谷　茂, 錫谷達夫, 松本哲哉(編),
　p399, 図33-6, 医学書院, 東京, 2021を改変して転載)

2 │ CMVの構造と機能[2]

　CMVはヘルペスウイルス科の中では最大のウイルスで、少なくとも167個の遺伝子をコー

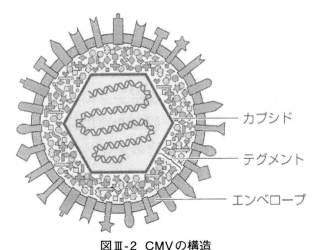

カプシド

テグメント

エンベロープ

図Ⅲ-2　CMVの構造
(錫谷達夫. ヘルペスウイルス科. 標準微生物学, 第14版, 神谷　茂, 錫谷達夫,
松本哲哉(編), p397, 図33-4, 医学書院, 東京, 2021より抜粋して転載)

ドする236kbpの2本鎖DNAをゲノムとしてもつ。これは125kbpのゲノムに70個の遺伝子をコードする水痘–帯状疱疹ウイルスの2倍近いサイズである。大きなゲノムをパッケージするウイルス粒子はそれに比例して大きく、直径は200～230nm、正20面体からなるカプシドは直径が130nmある(**図Ⅲ-2**)。

　カプシドとエンベロープの間に挟まれた空間・テグメントには少なくとも32種のウイルス蛋白が存在し、感染早期、ウイルスのエンベロープと宿主細胞膜が融合してカプシドが細胞に侵入する際に細胞質に放出される。これらの蛋白は遺伝子の発現調節や免疫の抑制など、細胞の生理状態をウイルス増殖に適した状態に調節する機能をもつ。抗原血症検査(アンチゲネミア法)としてウイルス抗原をもつ白血球を抗体で染色する方法が臨床検査として広く用いられているが、その抗原pp65はテグメント蛋白の主要な因子で、細胞性免疫のターゲットとなる[3]。

　宿主細胞から獲得する脂質二重層の膜・エンベロープには23種のウイルス糖蛋白が挿入されている[4]。これらの糖蛋白の中で、細胞がもつウイルスレセプターに結合し、感染を成立させるために重要な分子として糖蛋白B(glycoprotein B；gB)が存在する(**図Ⅲ-3**)。gBは膜上で3量体となって存在する。gBに対する抗体はウイルス粒子の細胞への吸着を抑制する中和抗体であり、感染防御に重要な役割を担うと考えられる。そのためワクチンの1つとしてgBを精製した成分ワクチンの開発が試みられている(後述)。

　もう1つの吸着・侵入に重要な糖蛋白複合体としてgHとgLが形成する複合体がある。この複合体には、さらにほかの糖蛋白が結合したものが存在し、gOが加わったgH：gL：gO複合体、*UL128*、*UL130*そして*UL131A*遺伝子産物(以下、遺伝子から産生された蛋白をpUL131Aのように記載する)が加わったgH：gL：pUL128：pUL130：pUL131A 5量体(以下ペンタマーと略)が存在する。*UL128-131*遺伝子が欠損したCMVは線維芽細胞には感染で

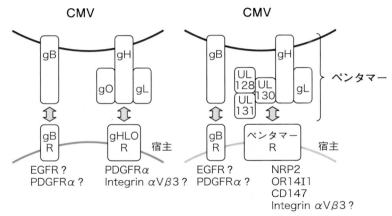

EGFR：Epidermal growth factor receptor, PDGFRα：Platelet-derived growth factor receptor
NRP2：Neuropilin-2, OR14I1：Olfactory receptor family 14 subfamily I member 1

図Ⅲ-3　CMVの感染にかかわるglycoproteinと宿主受容体

きるものの、上皮細胞や内皮細胞、白血球への感染効率が極端に低下することから、このペンタマーがこれらの細胞への吸着・侵入に重要な因子であることが明らかとなった[5)6)]。さらに、ペンタマーのレセプターとしてneuropilin-2（Nrp2）が同定された[7)]。患者から分離したCMVを線維芽細胞で継代培養すると点突然変異によってペンタマーを発現せず、上皮系、内皮系への感染効率が低い株に容易に変化する[8)9)]。かつて弱毒化生ワクチン株として研究されたTowne株やAD169株はこういった株である。このような変異がヒトの体内でも頻繁に起こっており、われわれの体内ではquasispecies（一宿主個体内に変異したさまざまなバリアントが混在して感染している状態）としてCMVは存在している[10)]。

　AIDS患者の病理学的な検討から、CMVが全身の血管内皮細胞に感染し、感染拡大に重要な役割を担っていることが明らかにされた[11)]。感染した血管内皮細胞は肥大化し、血管から剝離、そして血流に乗って白血球へと感染を拡大する[12)]。アンチゲネミア法やPCR検査は、こういった過程を観察しているものと考えられる。また、中和抗体価を上皮系や内皮系の培養細胞を使って測定すると、一般に行われている線維芽細胞を使って得られた値の100倍高い抗体価が検出できる[13)]。つまり、ヒト免疫はペンタマーを使った上皮系、内皮系への感染経路に対してより強い反応を起こしているのである。また母子感染の解析では、ペンタマーに対する抗体価が高い妊婦では胎児への感染率が低いと報告されている[14)]。以上の結果は、培養した線維芽細胞を使って、ペンタマーを産生できないウイルス株（AD169株など）で進められてきたCMVの基礎研究が、患者体内で起こっている重要な感染系を必ずしも反映していないことを示唆する。ウイルス粒子上のgH：gL、gH：gL：gO、ペンタマーの比率を決めるウイルス遺伝子の存在も徐々に明らかとなり[15)]、臓器指向性や病原性と深くかかわる可能性が指摘されている。ペンタマーに目を向けた臨床研究が今後重要となろう。

3 ｜ 感染経路と血清疫学

　日本人では経胎盤感染により300の出産あたり1名の先天性CMV感染児が出生する[16]。また、7.1％の妊婦の腟からCMV DNAが検出されること[17]、CMV陽性者のおよそ90％が乳汁にCMVを分泌することから、産道感染や母乳感染による母子感染も加わり、1歳までに多くの子どもがCMVに感染する[18]。CMV陽性の母親について観察した結果では、HTLV-1感染予防のため母乳を一切与えなかった生後6ヵ月～1歳の乳児のCMV抗体保有率が27.6％であったのに対し、母乳を与えた乳児では64.7％であったことは、母乳が母子感染の主要な経路であることを示している[19]。

　世界に目を転じると、全人口に占めるCMV感染率には、96％のトルコから39％のアイルランドまで、国によって大きなばらつきがある（**図Ⅲ-4**）[20]。また同じ国の中でも、経済的に裕福な人の感染率は低い傾向にある[21]。日本人の感染率は世界の中ほどに位置し、およそ76％である。

　日本人の年齢別の抗体保有率を**図Ⅲ-5**に示した[22]。これは2010年に献血に訪れた16～69歳の健康な日本人2,400名を調べた日赤血液センターのデータである。

　半数を超える日本人は16歳までに、そして20～39歳の間では、年間1.5％の人がCMVに初感染し、60歳代になると抗体保有率は100％近くに達する。この2,400人のIgM抗体保有率を調べると、98名（4.1％）の陽性者がいたが（**表Ⅲ-1**）、そのうち感染初期と思われる

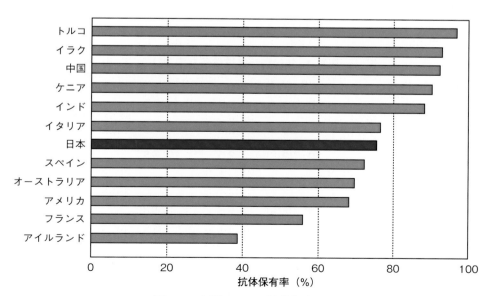

図Ⅲ-4　各国のCMV抗体保有率

（Zuhair M, Smit GSA, Wallis G, et al. Estimate of the worldwide seroprevalence of cytomegalovirus；A systematic review and meta-analysis. Rev Med Virol 29：e2034, 2019を参考に作図）

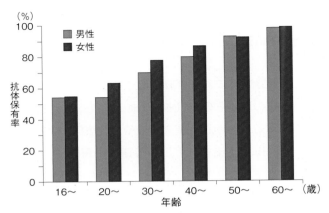

図Ⅲ-5　日本人の年代別抗CMV抗体保有率

〔Furui Y, Satake M, Hoshi Y, et al. Cytomegalovirus（CMV）seroprevalence in Japanese blood donors and high detection
frequency of CMV DNA in elderly donors. Transfusion 53 : 2190-2197, 2013による〕

IgM（＋）/IgG（−）の人が7％で、ほか93％はIgM（＋）/IgG（＋）であった。これはIgM陽性者
の多くが長期にわたってIgMが陰転化しない持続的なIgM陽性者、または自覚症状のない
CMVの再感染や再活性化に伴って再度IgMが陽転化した者と考えられる。IgM陽性者が16
〜39歳の女性で有意に多いこと、またこの年代の女性が男性よりも抗体保有率が高いこと
（**図Ⅲ-5**）の原因は不明である。

　日本人のCMV感染率は、近年、急速に低下する傾向がみられる。2003〜2012年にわたっ
て妊婦を調査した結果では、10年間でCMV既感染率が69.9％から65.2％へと有意に低下
していた（p＜0.001）（**図Ⅲ-6**）[23]。移植の現場ではドナーやレシピエントの年代によって
CMV既感染率が大きく異なることは念頭におく必要がある。

表Ⅲ-1　年代別IgM抗体保有率（％）

年齢	男性	女性	合計
16〜19	3.0*	6.5*	4.8
20〜29	2.5*	7.5*	5.0
30〜39	2.5*	6.5*	4.5
40〜49	4.0	5.0	4.5
50〜59	2.5	1.5	2.0
60〜69	3.0	4.5	3.8
合計	2.9	5.3	4.1

＊；同年齢の男女間で有意な差が認められた。
（文献22）より改変）

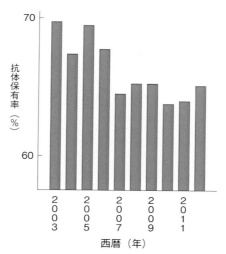

図Ⅲ-6　妊婦CMV抗体保有率の年次変化
(Taniguchi K, Watanabe N, Sato A, et al. Changes in cytomegalovirus seroprevalence in pregnant Japanese women；A 10-year single center study. J Clin Virol 59：192-194, 2014を参考に作図)

4 │ CMV発症リスクにかかわる宿主因子

　健常人の唾液や尿、母乳が感染源となることからもわかるように、CMVは宿主の自然免疫、細胞性免疫、液性免疫から回避するさまざまな機構をもち、発症はしないものの健常人でも特定の組織で増殖している。一方、免疫が極度に低下した臓器移植患者やAIDS患者では日和見感染症を起こすことから、正常な免疫が発症を抑制していることも明らかである。どのような免疫が発症抑制に重要であるのかが、臓器移植後CMV感染症を発症した群としない群の比較から明らかにされてきた[24]。

　Toll-like receptor 2・4・9(TLR-2・-4・-9)やmannose binding lectinがCMVを認識し、自然免疫を活性化する(**表Ⅲ-2**)[25)-28)]。これは細胞性免疫を抑制している移植患者では、自然免疫の重要性がより強調されて観察できた結果であろう。そのほかサイトカインやケモカインとそのレセプター遺伝子の多型がCMV発症リスクに関連していることが固形臓器移植や造血幹細胞移植の研究から報告されている[24]。

表Ⅲ-2　固形臓器移植後のCMV感染の危険度と関連する宿主遺伝子

リスク	遺伝子	変異/genotype	部位	遺伝形式	移植の種類	疾患・病態
増大	TLR-2	R753Q (rs5743708)	Exon	劣性	肝移植	高い血中CMVタイターとCMV disease
	TLR-4	D299G (rs4986790) or T399I (rs498679)	Exon	いずれかの存在	腎移植	CMV初感染またはCMV disease
	DC-SIGN	rs735240-GG genotype	上流	劣性	腎移植	CMV disease
	MBL2	欠損		劣性	腎移植	CMV infection
	PDCD1/PD-1	rs11568821-G allele	Intron	劣性	腎移植	CMV infection
	IFN-γ	rs2430561-TT or AA genotype	Intron		肺移植、腎移植	高い血中CMVタイターとCMV disease
	IFN-λ	rs368234815-G allele	上流	劣性	SOT	CMV増殖とCMV disease
	IL-12B	rs3212227-C allele	下流		腎移植	CMV disease
	TLR-9	rs5743836-TT genotype	上流	劣性	腎移植	CMV infection
	PDCD1/PD-1	rs11568821-A allele	Intron	優性	腎移植、肺移植	移植腎や肺の生着期間
	IFN-λ	rs8099917-G allele	上流	優性	SOT	CMVの増殖
抑制	IFN-λ	rs1297860-T allele	Intron		腎移植	CMV infection
	IL-10	-1082A/G AA genotype	上流		腎移植	CMV infection
	MICA	rs2596538	上流		腎移植	CMV infection と disease

TLR：Toll-like receptor, DC-SIGN：Dendritic cell-specific ICAM 3-grabbing nonintegrin, MBL：mannose binding lectin, PD-1：programmed death-1
PDCD：programmed cell death, IFN：interferon, IL：inter leukin, MICA：major histocompatibility complex class Ⅰ chain-related protein A, SOT：固形臓器移植

（文献24）の一部を参考に作表）

16

参考文献

1) Ljungman P, Boeckh M, Hirsh HH, et al. Definitions of cytomegalovirus infection and disease in transplant patients for use in clinical trials. Clin Infect Dis 64 : 87-91, 2017.

2) Mocarski ES Jr, Shenk T, Griffiths PD, et al. Cytomegaroviruses. Fields Virology, Knipe DM, Howley PM(eds), pp1960-2014, Lippincott Williams & Wilkins, Philadelphia, 2013.

3) Elkington R, Walker S, Crough T, et al. *Ex vivo* profiling of CD8+-T-cell responses to human cytomegalovirus reveals broad and multispecific reactivities in healthy virus carriers. J Virol 77 : 5226-5240, 2003.

4) Varnum SM, Streblow DN, Monroe ME, et al. Identification of proteins in human cytomegalovirus(HCMV) partcles ; the HCMV proteome. J Virol 78 : 10960-10966, 2004.

5) Wang D, Shenk T. Human cytomegalovirus virion protein complex required for epitherial and endotherial cell tropism. Proc Natl Acad Sci USA 102 : 18153-18158, 2005.

6) Hahn G, Revello MG, Patrone M, et al. Human cytomegalovirus *UL131-128* genes are indispensable for virus growth in endothelial cells and virus transfer to leukocytes. J Virol 87 : 2451-2460, 2006.

7) Martinez-Martin N, Marcandalli J, Huang CS, et al. An unbiased screen for human cytomegalovirus identifies Neuropilin-2 as a central viral receptor. Cell 174 : 1158-1171, 2018.

8) Isaacson MK, Juckem LK, Compton T. Virus entry and innate immune activation. Curr Top Microbiol Immunol 325 : 85-100, 2008.

9) Scrivano L, Sinzger C, Nitschko H, et al. HCMV spread and cell tropism are determined by distinct virus populations. PLoS Pthog 7 : e1001256, 2011.

10) Gorze I, Guelly C, Trajanoski S, et al. Deep sequencing reveals highly complex dynamics of human cytomegalovirus genotypes in transplant patients over time. J Virol 84 : 7195-7203, 2010.

11) Hendrix MG, Daemen M, Bruggeman CA. Cytomegalovirus nucleic acid distribution within the human vascular tree. Am J Pathol 138 : 563-567, 1991.

12) Percivalle E, Revello MG, Vago L, et al. Circulating endothelial giant cells permissive for human cytomegalovirus(HCMV) are detected in disseminated HCMV infections with organ involvement. J Clin Invest 92 : 663-670, 1993.

13) Gerna G, Sarasini A, Patrone M, et al. Human cytomegalovirus serum neutralizing antibodies block virus infection of endothelial / epithelial cells, but not fibroblast, early during primary infection. J Gen Virol 89 : 853-865, 2008.

14) Gerna G, Revello MG, Baldanti F, et al. The pentameric complex of human cytomegalovirus; cell tropism, virus dissemination, immune response and vaccine development. J Gen Virol 98 : 2215-2234, 2017.

15) Nguyen CC, Kamil JP. Pathogen at the gates ; human cytomegalovirus entry and cell tropism. Viruses 10 : 704, 2018.

16) Koyano S, Inoue N, Oka A, et al. Screening for congenital cytomegalovirus infection using newborn urine samples collected on filter paper ; feasibility and outcomes from a multicentre study. BMJ Open 1(1) : e000118, 2011.

17) Tanaka K, Yamada H, Minami M, et al. Screening for vaginal shedding of cytomegalovirus in healthy pregnant women using real-time PCR ; correlation of CMV in the vagina and

adverse outcome of pregnancy. J Med Virol 78 : 757-759, 2006.

18) Peckham CS, Johnson C, Ades A, et al. Early acquisition of cytomegalovirus infection. Arch Dis Child 62 : 780-785, 1987.

19) Minamishima I, Ueda K, Minematsu T, et al. Role of breast milk in acquisition of cytomegalovirus infection. Microbiol Immunol 38 : 549-552, 1994.

20) Zuhair M, Smit GSA, Wallis G, et al. Estimate of the worldwide seroprevalence of cytomegalovirus ; A systematic review and meta-analysis. Rev Med Virol 29 : e2034, 2019.

21) Cannon MJ, Schmid DS, Hyde TB. Review of cytomegalovirus sero-prevalence and demographic characteristics associate with infection. Rev Med Virol 20 : 202-213, 2010.

22) Furui Y, Satake M, Hoshi Y, et al. Cytomegalovirus(CMV) seroprevalence in Japanese blood donors and high detection frequency of CMV DNA in elderly donors. Transfusion 53 : 2190-2197, 2013.

23) Taniguchi K, Watanabe N, Sato A, et al. Changes in cytomegalovirus seroprevalence in pregnant Japanese women ; A 10-year single center study. J Clin Virol 59 : 192-194, 2014.

24) Sezgin E, An P, Winkler CA. Host genetics of cytomegalovirus pathogenesis. Front Genet 10 : 616, 2019.

25) Kang SH, Abdelmassih RC, Brown RA, et al. Homozygosity for the toll-like receptor 2 R753Q single-nucleotide polymorphism is a risk factor for cytomegalovirus disease after liver transplantation. J Infect Dis 205 : 639-646, 2012.

26) Kijpittayarit S, Eid AJ, Brown RA, et al. Relationship between tolllike receptor 2 polymorphism and cytomegalovirus disease after liver transplantation. Clin Infect Dis 44 : 1315-1320, 2007.

27) Cervera C, Lozano F, Saval N, et al. The influence of innate immunity gene receptors polymorphisms in renal transplant infections. Transplantation 83 : 1493-1500, 2007.

28) Manuel O, Pascual M, Trendelenburg M, et al. Association between mannosebinding lectin deficiency and cytomegalovirus infection after kidney transplantation. Transplantation 83 : 359-362, 2007.

CHAPTER **IV**

CMV関連薬剤

1 | 保険適応CMV治療薬

1．種類

　現在、国内で臓器移植におけるCMV感染症に対して使用できる抗ウイルス薬は、ヌクレオシド類似体（nucleoside analog）であるガンシクロビル（ganciclovir；GCV）と、そのプロドラックであるバルガンシクロビル（valganciclovir hydrochloride；VGCV）である。

2．作用機序

a.作用部位

CMVのDNAポリメラーゼ

b.作用機序

　GCVはCMV感染細胞内においてウイルス由来のプロテインキナーゼにリン酸化されてガンシクロビル1リン酸になり、さらにウイルス感染細胞に存在するプロテインキナーゼにリン酸化されて活性型のガンシクロビル3リン酸（GCV-TP）になる。GCV-TPはウイルスDNAポリメラーゼの基質であるデオキシグアノシン3リン酸（dGTP）の取り込みを競合的に阻害し、GCV-TPがDNAに取り込まれ、ウイルスDNAの伸長を停止または制限することによってDNA鎖の複製を阻害する[1]。

　VGCVは、GCVにL-バリンがエステル結合したプロドラッグであり、経口投与された後、腸管および肝臓のエステラーゼにより速やかにGCVに変換される。そのため作用機序は上記同様である[2]。

3．薬物動態・代謝・排泄

　GCVは代謝されず、未変化体のまま尿中に排泄される。VGCVは、GCVのプロドラッグ製剤であり、経口投与後に速やかに加水分解され、GCVと同じ消失経路を辿る。各薬剤の特徴を**表IV-1**に示した。

表Ⅳ-1　薬剤の特徴

	ガンシクロビル	バルガンシクロビル
投与経路	点滴静注	経口
プロドラック	―	ガンシクロビルとL-バリンのエステル結合によるプロドラック製剤であり、その結果、消化管からの吸収性が高まっている
加水分解酵素	―	カルボキシエステラーゼ
バイオアベイラビリティ	―	約60%
代謝	―	速やかにガンシクロビルへ
排泄（主消失経路）	未変化体（ガンシクロビル）のまま近位尿細管から尿中排泄されるが、この輸送には有機アニオントランスポーター（OAT）が関与する	

4. 副作用

　白血球減少、好中球減少、血小板減少、ヘモグロビン減少などの造血機能障害関連の副作用が出現する。その際、継続投与によって、症状がさらに重篤化する恐れがあるため、投与

表Ⅳ-2　腎機能による投与量設計

クレアチニンクリアランス値（mL/min）	ガンシクロビル			
	初期治療		維持治療	
	用量（mg/kg）	投与間隔（時間）	用量（mg/kg）	投与間隔（時間）
≧70	5.0	12	5.0	24
50～69	2.5	12	2.5	24
25～49	2.5	24	1.25	24
10～24	1.25	24	0.625	24
＜10	1.25	透析後週3回	0.625	透析後週3回

クレアチニンクリアランス値（mL/min）	バルガンシクロビル（錠剤：450mg錠）	
	初期治療	維持治療
≧60	1回900mgを1日2回	1回900mgを1日1回
40～59	1回450mgを1日2回	1回450mgを1日1回
25～39	1回450mgを1日1回	1回450mgを2日に1回（隔日）
10～24	1回450mgを2日に1回（隔日）	1回450mgを週2回

クレアチニンクリアランス値（mL/min）	バルガンシクロビル（ドライシロップ）	
	初期治療	維持治療
≧60	1回900mgを1日2回	1回450mgを1日1回
40～59	1回450mgを1日2回	1回450mgを1日1回
25～39	1回450mgを1日1回	1回225mgを1日1回
10～24	1回225mgを1日1回	1回125mgを1日1回
＜10	1回200mgを週3回透析後	1回100mgを週3回透析後

を中止し骨髄機能が回復するまで休薬する[2)3)]。

　腎機能障害がある場合、消失半減期が延長することにより、副作用の出現頻度が高まるため、クリアチニンクリアランスを指標に減量する(**表Ⅳ-2**)[2)3)]。

2 | 抗ウイルス薬開発から抗CMV薬へ

　抗ウイルス薬の開発はαヘルペスウイルス[単純ヘルペスウイルス(herpes simplexvirus;HSV)、水痘-帯状疱疹ウイルス(varicella-zoster virus;VZV)]に有効なアシクロビル(acyclovir;ACV)の成功によって始まった。

　ACVはDNA合成の材料となるデオキシグアノシンの誘導体で、デオキシリボースの2'、3'位に相当する炭素を欠損させた化合物である(**図Ⅳ-1**)。ウイルス感染細胞中で、ウイルスの酵素・チミジンキナーゼによって1リン酸化された後、細胞の酵素で2リン酸、3リン酸へとリン酸化される。こうしてできたアシクロビル3リン酸(ACV-TP)は、ウイルスのDNAポリメラーゼによって複製中のウイルスDNAにdGTPと競合して取り込まれる(**図Ⅳ-2**)。ACVには次のヌクレオチドが結合する3'位の炭素がないため、ACVを取り込んだDNA合成はその部位で停止することとなる。したがってACVの抗ウイルス活性は、ウイルスのチミジンキナーゼとDNAポリメラーゼの2点によってもたらされるもので、いずれかの酵素の突然変異によってウイルスはACV耐性ウイルスとなる。ACVの腸管からの吸収は悪い。ACVにアミノ酸のバリンを結合させたバラシクロビル(valacyclovir;VACV)は内服での吸収効率を改善した薬剤で、肝臓でバリンが外されてACVになるプロドラッグである。

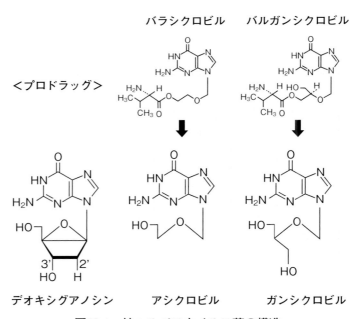

図Ⅳ-1　抗ヘルペスウイルス薬の構造

22

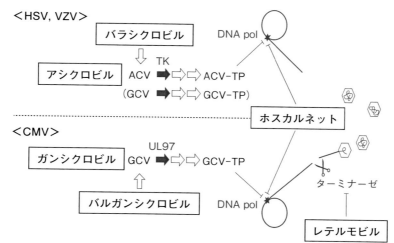

ACV：アシクロビル、ACV-TP：アシクロビル３リン酸、GCV：ガンシクロビル、GCV-TP：ガンシクロビル３リン酸、TK：チミジンキナーゼ、UL97：UL97 プロテインキナーゼ、DNA pol：DNAポリメラーゼ

図Ⅳ-2　抗ヘルペスウイルス薬の作用機序

　上半分は単純ヘルペスウイルス（HSV）、水痘-帯状疱疹ウイルス（VZV）に対する抗ウイルス薬の、下半分はCMVに対する抗ウイルス薬の作用機序を示した。ウイルスの酵素や構造は緑で示した。GCVはHSVやVZVに対して保険適応はないが、抗ウイルス活性をもつ。

　βヘルペスウイルス（CMV、ヒトヘルペスウイルス６；HHV-6など）は独自のチミジンキナーゼをもたないため、ACVが効かない。しかし、ACVをさらにデオキシグアノシンの構造に似せたGCVはHSVやVZVにも、CMVにも有効であった。HSVやVZVではACVとまったく同じ代謝経路、つまりウイルスのチミジンキナーゼによるリン酸化と宿主細胞の酵素による３リン酸化、そしてDNAポリメラーゼによるDNA複製の阻害によって抗ウイルス活性を示す。したがってACV耐性ウイルスの多くはGCVにも交叉耐性を示す[4]。一方、チミジンキナーゼをもたないCMVでは、*UL97*遺伝子がコードする蛋白リン酸化酵素によってリン酸化されることが明らかとなった。したがってCMVのGCV 耐性化は*UL97*遺伝子またはDNAポリメラーゼ遺伝子の突然変異による。ACVと同様、腸管での吸収効率をよくしたGCVのプロドラッグ・VGCVが経口薬として用いられている。

　ACVやGCVに耐性化したHSV、VZV、CMVに対してホスカルネット（foscarnet）が用いられている。この薬剤はDNA合成の材料となるヌクレオシド３リン酸（dATP, dGTP, dCTP, dTTP）のリン酸部位と似た構造をもち、ヌクレオシド３リン酸と競合的にDNAポリメラーゼに結合することによってウイルスのDNA合成を抑制する。チミジンキナーゼやUL97蛋白リン酸化酵素の変異によって薬剤耐性化したウイルスにも効果を発揮するため、耐性ウイルスが出現した際の薬剤として利用されている。ただ、ACVやGCVのようにウイルス感染細胞内でのみ起こるような代謝過程に依存しないため、選択毒性が低く、副作用が出やすいのが欠点である。

　造血幹細胞移植ではCMV感染症の発症予防薬としてレテルモビル（letermovir）が保険適

応となった[5]。この薬剤の作用点はウイルスの酵素・ターミナーゼである。ヘルペスウイルスは細胞に感染後、核膜孔を介して核内にDNAを放出する。DNAは両末端が結合して環状化した後、この環の上をDNAポリメラーゼがぐるぐると移動しながら長いDNAを複製する。このDNAはターミナーゼによってウイルス1個分の長さに切断され、カプシド内に取り込まれる。レテルモビルはターミナーゼを阻害するため、ウイルスの蛋白やDNA合成は正常に行われるが、DNAが切断されず、娘ウイルスが産生されない。すべてのヘルペスウイルスが相同性のあるターミナーゼをもっているが、レテルモビルはCMVにしか抗ウイルス効果を発揮しない[6]。作用点の異なるGCVとレテルモビルの間に交叉耐性はなく、併用した場合は相乗的に効果を発揮する[7][8]。

　ACVやGCVはDNA合成阻害薬であるため、造血細胞の増殖を抑制する。また、腎臓から尿に排泄される薬剤で、腎機能が低い患者では血中濃度が高くなるため、クレアチニンクリアランスを参考に投与量を調節する必要があり、投与量によっては腎機能を障害する危険性もある。この副作用のため、造血幹細胞移植や腎移植ではやや使い勝手の悪い薬剤である。一方、レテルモビルはDNA合成阻害薬ではないため、造血幹細胞を抑制しないことから、造血幹細胞移植でのCMV予防薬(移植後100日間)として使われている。また、肝臓から便に排泄される薬剤で、腎機能を障害しない。このような利点から、腎移植への適応拡大が臨床治験で検討されている。

3 │ 新規治療薬の可能性

　繰り返すが、現在、日本でCMV感染症の治療として投与できる抗ウイルス薬に、GCV(経口薬はVGCV)とホスカルネットがある。固形臓器移植患者に適応があり、エビデンスも豊富なGCV(VGCV)が第一選択薬として用いられる。副作用として、GCV(VGCV)に骨髄抑制、ホスカルネットに腎毒性があり、副作用のモニターが必要となる。欧米諸国ではシドフォビル(cidofovir)も使えるが、副作用に重篤な腎毒性があり、第一選択薬にはならない。

　前項で記載したように、近年、同種造血幹細胞移植患者のCMV予防に投与可能なレテルモビルが認可されたが、CMV治療に関してのエビデンスは少なく、固形臓器移植患者への投与は症例報告レベルである。また、欧米諸国では、maribavirの臨床試験が進んでいる。シドフォビルの脂質結合体のbrincidofovirは、腎毒性が少ないためにCMVの予防/治療薬として期待されたが、臨床試験では効果が認められず承認には至っていない。本章では、レテルモビル、maribavir、brincidofovirについて概説する。

1. レテルモビル

　レテルモビルは、ウイルスのDNAの切断とカプシドによる封入を司るDNAターミナーゼ複合体(UL56とUL89)の阻害薬である[9]。経口と静注で投与可能であること、また、DNAポ

リメラーゼ（UL54）阻害薬であるGCVやホスカルネットとは交叉耐性がないことが特徴である。HSVやVZVに対する活性はない。通常は、480mg1日1回投与であるが、シクロスポリンと同時投与するときは、薬剤相互作用のため50％減の240mg1日1回投与である。また、ボリコナゾールの血中濃度を下げることが知られている。

　レテルモビルは、同種造血幹細胞移植後の患者に対するCMV予防として認可されている。無作為化二重盲検プラセボ対照多施設共同第Ⅲ相試験において、CMV IgG陽性の同種造血幹細胞移植後の患者495人に対して（565人スクリーニングされたが、無作為化された時点でCMV DNA emia陽性だった70人を除外）、移植後14週間にわたってレテルモビルが投与された[10]。主要評価項目である移植後24週間における臨床的に有意なCMV感染症（症状のあるCMV感染症か経験的治療を要したCMV DNA emiaの発生）は、レテルモビル群で37.5％、プラセボ群で60.6％とレテルモビル群で有意に低かった（差は-23.5％、95％ CI：-32.5 to -14.6）。ただし、レテルモビルの予防終了4週間後程度から、Late-onset CMV disease（遅発性CMV感染症）の発症が予想どおりみられたため、現在はレテルモビルの投与期間を200日に延長した臨床試験が行われている。

　固形臓器移植患者においてのレテルモビルの予防投与のエビデンスは現時点ではない。CMV D+/R-の腎移植患者に対して、レテルモビル6ヵ月間の投与がVGCVと比較して、移植後12ヵ月間でCMV感染症の発生抑制効果があるかを評価する大規模試験が進行中である。レテルモビルがCMV感染症の治療に有効かどうかはわかっていない。大規模臨床試験に基づくエビデンスはないが、レテルモビルをCMV感染症の治療として投与している施設からの報告は散見される[11)-16)]。Linderらは[12)]、移植を扱っている13の病院において固形臓器移植患者27人と造血幹細胞移植患者21人（1人は両方の移植後）のCMV感染をレテルモビルで治療した症例を報告している。レテルモビルが投与された理由として、既存の抗ウイルス薬の副作用が77％、耐性が懸念されたのが32％であった。治療開始時のPCRが1,000 IU/mL未満の37人では35人で治療成功だったが、1,000 IU/mL以上だった10人では6人のみが成功であった。レテルモビルは、ほかの抗ウイルス薬に比べて耐性を獲得しやすい点が指摘されており[17)]、ウイルス量の多い臓器障害を伴うCMV感染症への投与に関しては、今後の臨床試験の結果が待たれる。

2. Maribavir

　Maribavirは、リン酸キナーゼであるUL97へ結合するATPの競合的な阻害薬である。経口で投与可能であり、GCVとは作用機序が異なるために交叉耐性はない。HSVやVZVに対する活性はない。味覚障害を主とする消化管系の副作用があるが、比較的軽度であり薬剤の中断が必要になることは少ない。

　Maribavirは当初、CMVの予防薬として開発が進められたが、第Ⅲ相試験で有効性を示せずに開発が危ぶまれていた。Martyらは[18)]、プラセボ対照の第Ⅲ相の臨床試験にて、同種造

血幹細胞移植後のCMV予防として、maribavir 100mg 1日2回を12週間にわたって投与した。主要評価項目である移植後6ヵ月間におけるCMV感染症は、4％ vs. 5％（OR 0.90：95％ CI 0.42～1.92）とmaribavir群とプラセボ群で差がみられなかった。Winstonらは[19]、第Ⅲ相の臨床試験にて、CMV D+/R-の肝移植患者のCMV予防として、maribavir 100mg1日2回 vs. 経口GCV 1,000mg 1日3回を14週間にわたって投与した。主要評価項目である移植後6ヵ月間におけるCMV diseaseは、12％ vs. 8％（差は0.041、95％ CI：-0.038～0.119）とmaribavirの非劣勢は示せなかった。この2つの第Ⅲ相試験でmaribavirのCMV予防薬としての有効性が示せなかった理由として、第Ⅱ相試験の結果から副作用を最小限にするために決定された第Ⅲ相試験でのmaribavirの投与量が少なかったことが主に考えられた[19)20)]。これらの結果を受け、maribavirの1回投与量を100mgから400mgに増やすことで、CMVの予防薬ではなく治療薬として承認を目指すために、さらなる臨床試験が行われた。

　CMV感染症（症状の有無にかかわらずスクリーニングでCMV DNA emiaが陽性）を発症した同種造血幹細胞移植患者と固形臓器移植患者に対して行われた第Ⅱ相臨床試験では、maribavir 400mg、800mg、1,200mg 1日2回投与 vs. 標準治療薬であるVGCVが最大12週間投与された[21]。maribavirは用量によらず、VGCVと比べて、治療開始後3週間および6週間でのCMV DNA emiaの陰性化率に差がみられなかった。また、既存の抗CMV薬に耐性/不応なCMV感染に罹患した移植患者で、maribavir 400mg、800mg、1,200mg 1日2回の投与が行われた第Ⅱ相臨床試験でも、用量によらず、67％の患者で6週間以内にCMV DNA emiaの陰性化がみられた[22]。主な副作用は味覚障害で65％（120人中78人）にみられたが、味覚障害が原因で薬剤を中止したのは1人のみであった。

　同種造血幹細胞移植患者と固形臓器移植患者に対して行われた無作為化非盲検多施設共同第Ⅲ相試験では、難治性（14日以上にわたって治療に反応せずにCMV DNA量の>1 $\log^{10}$以上の減少がなかったもので、CMVの耐性の有無は問わず）のCMV感染症に対してmaribavir 400mg 1日2回を、また比較群として主治医が選択した抗ウイルス薬を8週間投与した[23]。主要評価項目である8週間後におけるCMV DNA emiaの消失は、55.7％ vs. 23.9％（差は32.8％、95％ CI：22.8～42.7％）とmaribavir群で有意に高かった。副作用については、maribavir vs.（V）GCV vs. ホスカルネットで、それぞれ腎機能悪化は8.5％ vs. 1.8％ vs .21.3％、好中球減少は9.4％ vs. 33.9％ vs 14.9％であった。固形臓器移植患者のみのサブグループ分析（211人）においても、主要評価項目である8週間後におけるCMV DNA emiaの消失は、55.6％ vs. 26.1％（差は30.5％、95％ CI：17.3～43.6％）とmaribavir群で有意に高かった[24]。査読付きの論文としては未発表だが、移植後の既存の抗ウイルス薬では難治性のCMV感染症の治療薬として米国で2021年11月に認可された。

3. Brincidofovir

　Brincidofovirは、シドフォビルの脂質結合体で経口投与可能な薬剤である。シドフォビル

に比べて腎毒性がなく安全性に優れており、CMV感染症に対しても臨床的効果が期待されていた。無作為化二重盲検プラセボ対照多施設共同第Ⅲ相試験において、CMV感染症予防のために同種造血幹細胞移植患者に移植後14週間にわたってbrincidofovir 100mg 1日2回が投与された。主要評価項目である移植後24週間までに発症した臓器障害を伴うCMV感染症もしくは治療が必要なCMV感染は、51.2% vs. 52.3%（OR 0.95、95% CI：0.64〜1.41）と差が認められなかった[25]。重篤な副作用は、57.1% vs. 37.6%とbrincidofovir群で高く［特に消化管の移殖片対宿主病（graft versus host disease；GVHD）が32.3% vs. 6%とbrincidofovir群で多かった］、CMV感染症の予防薬としては認可されていない。米国では、天然痘の治療薬として認可されている。

4 │ 免疫によるCMV感染症発症予防

　細胞から細胞へと液性の因子に触れることなく感染を広げるヘルペスウイルスに対しては、感染細胞を障害できる細胞性免疫がより重要な役割を担っている。一方、D+/R+の移植に比べ、D+/R−の移植でのCMV感染症発症率が高いことから、細胞性免疫を抑えた中での液性免疫や自然免疫も重要な役割を果たしているのは間違いない[26]。免疫抑制によって拒絶反応を防ぎながら、免疫でCMV diseaseを抑制する試みについてまとめる。

1．抗体療法

　静注用免疫グロブリン製剤を使った多施設無作為化比較試験の結果では、抗体の投与で腎移植患者のCMV感染症発症は50%抑制できた[27]。この抗体の作用が中和反応によるものか、抗体依存性細胞性細胞障害や補体の活性化などによるものかは明らかにはされていない。モノクローナル抗体を用いれば、γグロブリン製剤よりも副作用が少なく、高い抗体価の抗体医薬品が期待できる。gHとペンタマーに対する2種のモノクローナル抗体をカクテルしたRG7667の第Ⅱ相二重盲検無作為化試験がD+/R−の腎移植患者で行われ、移植後24週までのウイルス血症発現率の抑制効果（61.4→45.8%）、ウイルス血症が起こるまでの日数の遅延効果（46→139日）、そしてCMV disease発症率の低下（15.8→3.4%）が認められた[28]。高リスクのD+/R−移植患者で認められた抗体の効果が、最も頻度の高いD+/R+群で認められるのか、そして腎移植以外の移植でも同様の効果が認められるのかは明らかにされていない。しかし、抗ウイルス薬の使用を減らせる可能性はあり、さらなる検討が期待される。

2．ワクチン

　移植後のCMV感染症に対し、抗ウイルス薬の予防的投与や先制的投与が行われ効果を上げている。しかし、予防的投与には副作用やコストの問題、さらに投与終了後のCMV diseaseの問題が、先制治療には、アンチゲネミアやreal-time PCRによるモニタリングが必

ずしも臓器でのCMVの増殖や炎症の程度を反映せず、治療が手遅れとなる危険性が付きまとう。さらにCMV感染全体に目を向ければ、非常に頻度の高い先天性CMV感染の問題もあり、次に開発されるべきワクチンの1つとしてCMVワクチンが挙げられている[29]。

ヘルペスウイルスに対しては感染細胞を障害できる細胞性免疫がより重要な役割を担っているが、臓器移植後のレシピエントでは細胞性免疫が抑制されているため、自然免疫や液性免疫でCMV感染を抑制しなくてはならない。一方、徐々に免疫抑制を弱める時期になるとCMV特異的な細胞性免疫の復帰が重要となる。したがって、移植のどの時期のCMV感染を防御するのか、それが初感染か再感染・再活性化なのかなど、その目的によって活性化すべき免疫が異なる。抗体価を高めることが目的であれば成分ワクチンやペプチドワクチンでも十分であるが、細胞性免疫を高めるためにはMHC class Iに抗原を提示しなくてはならず、細胞質でのウイルス抗原の存在が必要となる。この目的には弱毒化生ワクチン、ウイルスベクターを用いた遺伝子組み換えワクチン、そして新型コロナウイルスワクチンとして実用化されたDNAあるいはmRNAワクチンなどの開発が進められている。これまで10を超えるワクチンが第II相以上の臨床研究で効果を検討されてきた[30)-32)]。

もう1つの重要な問題は、CMVのどの蛋白をワクチンの抗原にするのかという問題である。弱毒化生ワクチンのようにすべてのウイルス蛋白を発現するワクチンでは問題とはなり難いが、ペプチドワクチンや遺伝子組み換えワクチン、DNA、mRNAワクチンのように特定の抗原を選択して用いるワクチンではその選択が重要となる。これまで液性免疫を活性化するワクチンでは、中和抗体の抗原となるgBを、細胞性免疫の活性化にはpp65や前早期蛋白（immediate early protein；IE）、gB、gHを抗原とするものが開発されてきた。ところが上述したとおり、感染拡大にペンタマーによる感染系の重要性が注目されるようになり、抗原の選択も新たな課題として浮上してきた。

以下にこれまで進められてきた2〜3の臨床治験を紹介する。

成分ワクチン（subunit vaccine）としては、gBにアジュバントを加えたものが、腎移植や肝移植のCMV未感染レシピエント（R–）に接種され、ウイルス血症と抗ウイルス薬投与日数の減少が認められた[33)]。一方、細胞性免疫も活性化できる弱毒化生ウイルスワクチンの研究はその20年以上も前に進められ、D+/R–の腎移植で、CMV diseaseがおよそ1/6に[34)]、そして拒絶反応が半分に低下した[35)]。最近、米国City of Hopeからはウイルスベクターを用いた第II相臨床試験の結果が報告された[36)]。このワクチンは増殖能を欠損させたpoxvirus Ankaraをベクターに、CMVの*IE-1*と*IE-2*遺伝子の一部と*pp65*遺伝子を組み込んだ遺伝子組み換えワクチンである。このワクチンを造血幹細胞移植例の抗CMV抗体陽性レシピエント（R+）に接種し、1年間観察する二重盲検試験を行ったところ、CMV特異的T cellが有意に高まり、ウイルス血症をおよそ半分に抑制した。この成功を受け、固形臓器移植での臨床研究も計画されている。

先天性CMV感染の予防を目指すワクチン開発は、対象者が健常人（妊婦または妊娠を希望

する女性)であるという利点がある半面、効果の評価には母数の大きな研究が必要となる。まずは、移植分野でワクチンの開発が進むことを期待したい。

参考文献

1) Visalli RJ, van Zeijl M. DNA encapsidation as a target for anti-herpesvirus drug therapy. Antiviral Res 59(2)：73-87, 2003.

2) バリキサ®医薬品インタビューフォーム. 2020年11月改訂(第8版).

3) デノシン®点滴注射用 医薬品インタビューフォーム. 2020年11月改訂(第10版).

4) Suzutani T, Ishioka K, De Clercq E, et al. Differential mutation patterns in thymidine kinase and DNA polymerase genes of herpes simplex virus type 1 clones passaged in the presence of acyclovir or penciclovir. Antimicrob Agents Chemother 47：1707-1713, 2003.

5) 小川真実, 江戸淑子. 新規人サイトメガロウイルス感染症予防薬であるレテルモビル(プレバイミス®)の薬理作用および臨床効果. 日薬理誌 153：192-198, 2019.

6) Marschall M, Stamminger T, Urban A, et al. *In vitro* evaluation of the activities of the novel anticytomegalovirus compound AIC246(Letermovir) against herpesviruses and other human pathogenic viruses. Antimicrob Agents Chemother 56：1135-1137, 2012.

7) Goldner T, Hempel C, Ruebsamen-Schaeff H, et al. Geno- and phenotypic characterization of human cytomegalovirus mutants selected *in vitro* after Letermovir(AIC246) exposure. Antimicrob Agents Chemother 58：610-613, 2014.

8) O'Brien MS, Markovich KC, Selleseth D, et al. *In vitro* evaluation of current and novel antivirals in combination against human cytomegalovirus. Antiviral Res 158：255-263, 2018.

9) Gerna G, Lilleri D, Baldanti F. An overview of letermovir；a cytomegalovirus prophylactic option. Expert Opin Pharmacother 20(12)：1429-1438, 2019.

10) Marty FM, Ljungman P, Chemaly RF, et al. Letermovir Prophylaxis for Cytomegalovirus in Hematopoietic-Cell Transplantation. N Engl J Med 377(25)：2433-2444, 2017.

11) Kaul DR, Stoelben S, Cober E, et al. First report of successful treatment of multidrug-resistant cytomegalovirus disease with the novel anti-CMV compound AIC246. Am J Transplant 11(5)：1079-1084, 2011.

12) Linder KA, Kovacs C, Mullane KM, et al. Letermovir treatment of cytomegalovirus infection or disease in solid organ and hematopoietic cell transplant recipients. Transpl Infect Dis 23(4)：e13687, 2021.

13) Veit T, Munker D, Kauke T, et al. Letermovir for Difficult to Treat Cytomegalovirus Infection in Lung Transplant Recipients. Transplantation 104(2)：410-414, 2020.

14) Phoompoung P, Ferreira VH, Tikkanen J, et al. Letermovir as Salvage Therapy for Cytomegalovirus Infection in Transplant Recipients. Transplantation 104(2)：404-409, 2020.

15) Popping S, Dalm V, Lubke N, et al. Emergence and Persistence of Letermovir-Resistant Cytomegalovirus in a Patient With Primary Immunodeficiency. Open Forum Infect Dis 6(9)：ofz375, 2019.

16) Aryal S, Katugaha SB, Cochrane A, et al. Singlecenter experience with use of letermovir for CMV prophylaxis or treatment in thoracic organ transplant recipients. Transpl Infect Dis 21(6)：e13166, 2019.

17) Chou S. Rapid *In Vitro* Evolution of Human Cytomegalovirus UL56 Mutations That Confer Letermovir Resistance. Antimicrob Agents Chemother 59(10) : 6588-6593, 2015.

18) Marty FM, Ljungman P, Papanicolaou GA, et al. Maribavir prophylaxis for prevention of cytomegalovirus disease in recipients of allogeneic stem-cell transplants ; a phase 3, double-blind, placebo-controlled, randomised trial. Lancet Infect Dis 11(4) : 284-292, 2011.

19) Winston DJ, Saliba F, Blumberg E, et al. Efficacy and safety of maribavir dosed at 100 mg orally twice daily for the prevention of cytomegalovirus disease in liver transplant recipients ; a randomized, double-blind, multicenter controlled trial. Am J Transplant 12 (11) : 3021-3030, 2012.

20) Marty FM, Boeckh M. Maribavir and human cytomegalovirus-what happened in the clinical trials and why might the drug have failed? Curr Opin Virol 1(6) : 555-562, 2011.

21) Maertens J, Cordonnier C, Jaksch P, et al. Maribavir for Preemptive Treatment of Cytomegalovirus Reactivation. N Engl J Med 381(12) : 1136-1147, 2019.

22) Papanicolaou GA, Silveira FP, Langston AA, et al. Maribavir for Refractory or Resistant Cytomegalovirus Infections in Hematopoietic-cell or Solid-organ Transplant Recipients ; A Randomized, Dose-ranging, Double-blind, Phase 2 Study. Clin Infect Dis 68(8) : 1255-1264, 2019.

23) Duarte RF, Alain S, Chemaly RF, et al ; Maribavir Versus Investigator-Assigned Therapy for the Treatment of Transplant Recipients with Refractory/Resistant Cytomegalovirus Infection. Efficacy Data From a Randomized Phase 3 Open-Label Study. 47th Annual Meeting of the European Society for Blood and Marrow Transplantation(EBMT), 2021.

24) Avery RK, Blumberg EA, Florescu D, et al. Randomized Phase 3 Openlabel Study of Maribavir vs Investigator-assigned Therapy for Refractory/resistant Cytomegalovirus Infection in Transplant Recipients ; Subgroup Analyses of Efficacy by Organ. Am J Transplant 21(suppl 3), 2021.

25) Marty FM, Winston DJ, Chemaly RF, et al. A Randomized, Double-Blind, Placebo-Controlled Phase 3 Trial of Oral Brincidofovir for Cytomegalovirus Prophylaxis in Allogeneic Hematopoietic Cell Transplantation. Biol Blood Marrow Transplant 25(2) : 369-381, 2019.

26) Ishibashi K, Tokumoto T, Tanabe K, et al. Association of the outcome of renal transplantation with antibody response to cytomegalovirus strain-specific glycoprotein H epitopes. Clin Infect Dis 45 : 60-67, 2007.

27) Snydman DR, Werner BG, Heinze-Lacey B, et al. Use of cytomegalovirus immune globulin to prevent cytomegalovirus disease in renal-transplant recipients. N Engl J Med 317 : 1049-1054, 1987.

28) Ishida JH, Patel A, Mehta AK, et al. Phase 2 randomised, double-blind, placebo-controlled trial of RG7667, a combination monoclonal antibody, for prevention of cytomegalovirus infection in high-risk kidney transplant recipients. Antimicrob Agent Chemother 61 : e01794-e01716, 2017.

29) Arvin AM, Fast P, Myers M, et al. National Vaccine Advisory Committee : Vaccine development to prevent cytomegalovirus disease ; report from the national vaccine advisory committee. Clin Infect Dis 39 : 233-239, 2004.

30) Inoue N, Abe M, Kobayashi R, et al. Vaccine development for cytomegalovirus. Adv Exp Med Biol 1045 : 271-296, 2018.

31) Gerna G, Lilleri D. Human cytomegalovirus(HCMV) infection/re-infection ; development of a protective HCMV vaccine. New Microbiol 42 : 1-20, 2019.

32) Plotkin SA, Wang D, Oualim A, et al. The status of vaccine development against the human cytomegalovirus. J infect Dis 221(Suppl 1)：S113-S122, 2021.

33) Griffiths PD, StantonA, McCarrell E, et al. Cytomegalovirus glycoprotein-B vaccine with MF59 adjuvant in transplant recipients；a phase 2 randomised placebo-controlled trial. Lancet 377：1256-1263, 2011.

34) Plotkin SA, Starr SE, Friedman HM, et al. Vaccine for the prevention of human cytomegalovirus infection. Rev Infect Dis 12：S827-S838, 1990.

35) Plotkin SA, Huang ES. Cytomegalovirus vaccine virus(Towne strain) does not induce latency. J Infect Dis 152：395-397, 1985.

36) Aldoss I, La Rosa C, Baden LR, et al. Oxvirus vectored cytomegalovirus vaccine to prevent cytomegalovirus viremia in transplant recipients；a phase 2, randomized clinical trial. Ann Intern Med 172：306-316, 2020.

V

CMV感染の検査法

1 | 血清学的検査

　血清学的検査は、免疫正常者におけるCMV感染の診断のゴールドスタンダードである[1]。最も普及しているのは酵素結合免疫吸着測定法（enzyme-linked immunosorbent assay；ELISA or EIA）で抗CMV IgMとIgGを定量的に計測することができる。一般に、IgMの陽性またはペア血清におけるIgGの4倍以上の上昇をもって、最近の感染や再活性化を診断できる。またIgG陽性をもってCMV既感染を診断できる。

　移植医療においては、CMV感染症のリスクを層別化するために、移植前にドナーとレシピエントの抗CMV IgG抗体の測定が推奨されている（Ⅷ-1「移植前検査」の項参照）[1,2]。一方で、移植レシピエントにおいては、液性免疫応答の減弱により抗体価の上昇が十分に得られないことがわかっており、移植後の血清学的検査は推奨されない。

2 | CMVの培養・分離

　ウイルス培養は古典的なCMVの診断方法である[3,4]。検体を線維芽細胞に接種・培養し、細胞変性効果（cytopathic effect；CPE）を認めれば、CMVの感染を確認できる（図V-1）。末梢血単核球、咽頭ぬぐい液、気管支肺胞洗浄液、髄液、尿などの検体から培養が可能であるが、CPEの発現までに数日から1週間ほどかかる。CMVの培養に成功した培地と上清を濃縮・精製することでCMVの分離を行うことができる[5]。

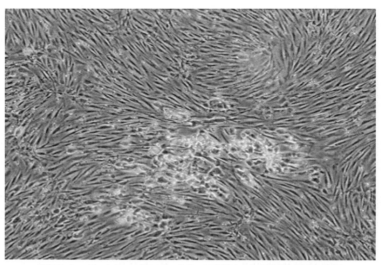

図V-1　サイトメガロウイルス感染による細胞変性効果
線維芽細胞を用いてCMVを培養すると、数日で細胞の膨大化や融合を特徴とした変性が生じる。
（国立成育医療研究センター研究所免疫アレルギー・感染研究部母児感染研究室 中村浩幸先生より提供）

　CMVの培養陽性をもって、検体中に感染力のあるCMVの存在を確認することができるものの、免疫正常者においても、無症候性のCMVの排泄が確認されやすい尿、唾液、便におけるCMV分離の臨床的意義はよくわかっていない。また今日では、より感度の高い検査方法（後述）が用いられているため、感度が低く時間と手間がかかるウイルス分離はほとんど用いられなくなった。

　一方で、新薬に対する感受性検査や未知の薬剤耐性機序を解析する際には、今日でも必須の検査であり、研究施設において重要な検査法であることには変わりない。

3 ｜ ウイルス迅速同定（シェルバイアル法）

　シェルバイアル法は抗原検査を組み合わせた迅速培養診断法であり、CMVの培養・分離と同様、さまざまな検体で検査が可能である[3)4)]。検体を濾過・除菌した後、線維芽細胞に接種し、低速で遠心することでCMVの検出感度を高めている。ごく早期のCMV抗原に対するモノクローナル蛍光抗体を用いて、培養細胞がCPEを起こすよりも早く、CMVの感染を確認することができる。感度はウイルス分離と同等とされ、最短24～36時間で診断可能である[6)]。

4 ｜ CMV抗原血症法（CMVアンチゲネミア法）

　CMV抗原血症法は、CMV感染白血球に発現しているCMV抗原に対するモノクローナル抗体を用いて、CMVの複製を早期に検出する方法である。抗原血症は多くの場合、CMV感染症に先行するといわれ、本検査の結果は、通常1日以内に得られる。このため2020年に移植レシピエントにおけるCMV核酸定量が保険収載されるまでは、CMV感染症モニタリングの中心的役割を果たしてきた。

　一般に用いられる抗原はpp65と呼ばれる。pp65は細胞質にふんだんに存在する分子量65kDのリン酸化糖蛋白であり、CMVの構造蛋白である。結果は、計測した細胞数中に存在するCMV抗原陽性細胞の数（例 15/50,000など）として表記される。pp65に対する抗体の種類の違いによりC7-HRP法、C10/11法などがあるが、定量検査の施設間差を少なくするため、白血球50,000個に対するpp65陽性細胞の個数を報告するC7-HRP法が用いられることが多い。

　問題点として、白血球の寿命が短いため、検体採取後短時間で測定する必要があること、陽性および陰性細胞の判断は評価者に委ねられるため客観性に乏しいこと、感度と特異度が共に抗原血症法と同等以上であるPCR法の台頭により、日本国外ではほとんど用いられなくなったこと、好中球減少時や組織に限局したCMV感染症に対する診断感度が低いこと、などが挙げられる。

5 | 核酸定量法（PCR法）

　定量PCR（real-time PCR）法によるCMV核酸定量検査は感度がよく、定量性があり、また迅速に結果が得られるため、特に臓器移植患者における血中CMVモニタリングに最も推奨される方法である。通常CMV DNAの核酸定量を行うが、特殊な状況では逆転写酵素を用いたRNA PCRを用いて、CMVの複製に関連するmRNAを定量する場合もある。

　全血または血漿のPCRが最も頻繁に用いられる。どちらを使用すべきかについてはさまざまな意見があるが、現在国内で標準化が進められている外注検査では血漿のPCRを推奨している[7]。ほかにも脳脊髄液、気道吸引物、眼房水などにも用いることができ、診断価値が高い。またCMV核酸定量値の上昇速度が速い場合、CMVの複製がより活発であることを示唆しているという観察研究から、その上昇速度や下降速度などの動態が重要であると考えられている[4)8)9]。

　従来、CMV定量PCRは各施設で別々に精度管理されてきた経緯があり、検体の種類や報告単位、定量限界値などが統一されていないことが問題となっていた。2020年の保険収載に伴い、同年より検査会社などでも国際標準単位（international unit；IU）を用いた検査系（血漿IU/mLで報告）が導入され、施設間差の問題が解消されつつあるが、原則として同一患者におけるCMVモニタリングは同じ測定系で行うことが望ましい。

　CMV定量PCR検査は、抗ウイルス薬の開始基準や投与期間の決定にも有用である。

6 | 細胞・組織病理学的検査

　組織病理学的検査は、組織障害を伴うCMV感染症を診断するうえで、今日においてもゴールドスタンダードである。一方で生検などの検査は侵襲を伴うため、しばしば実施が難しいこともあり、実臨床ではCMV DNA血症と臓器障害を示唆する臨床徴候や症状により、暫定的にCMV感染症と診断する場合も多い。一方で、限局性の腸炎や網膜炎など、CMV DNA血症を伴わない局所の病変が存在することも知られ、これらの感染症の診断には多くの場合、局所における病理所見の評価が必要である。

　典型的なCMV感染症の組織所見として、巨細胞封入体（細胞質および核の膨大化および、好塩基性封入体）が知られるが、これらの所見はほかのヘルペスウイルス感染でもみられる。病理診断の感度や特異度を上げるために、多くの場合、CMV早期抗原に対する抗体を用いた免疫組織染色や、抗CMV DNAプローブを用いた*in-situ* hybridization（ISH）法を用いる。

7 ｜ 薬剤感受性試験

　薬剤感受性試験は、薬剤抵抗性CMV感染症が臨床的に疑われた場合に実施する。古典的には、ウイルス分離により得たCMV株を薬剤投与下に培養し、50％阻害濃度（50％ inhibitory concentration；IC50）を求めることで薬剤感受性試験を行っていた。今日では、ウイルス分離を行うことはほとんどないため、既知の薬剤耐性に関する責任遺伝子（*UL97*や*UL54*）の変異の同定検査に取って代わられている。

　*UL97*はガンシクロビル（GCV）のリン酸化による活性化に必要なリン酸化酵素をコードする遺伝子で、本遺伝子の変異によりGCVの耐性が生じる。また*UL54*はDNAポリメラーゼをコードする遺伝子で、本遺伝子の変異により、GCV、ホスカルネット、シドフォビルのDNAポリメラーゼ阻害作用が減弱し、耐性が生じる。臨床的に薬剤耐性CMV感染症を疑うにもかかわらず、これらの遺伝子検査で変異が同定できない場合は、未知の耐性機構の検索を含めてウイルス分離を行う必要がある（Ⅲ-2「CMVの構造と機能」の項参照）。

8 ｜ PCR法保険適応

　臓器移植後もしくは造血幹細胞移植後の患者、またはHIV感染者または高度細胞性免疫不全患者に対し、血液を検体としたCMVのDNA PCR法による定量検査法（real-time PCR）が、2020年8月保険収載された（日医発第605号）。

9 ｜ アンチゲネミア法とPCR法の結果比較

　CMVアンチゲネミア法に引き続いて1990年代後半にはCMV PCR法が開発された。これらの検査は、発症前予知診断としてCMV感染・再活性化を検出することが可能であり、症候性CMV疾患の発症を制御するための先制療法を可能にする。また、治療効果の指標、モニタリング指標としても用いられ、有効な治療薬の開発と相俟って臓器移植におけるCMV感染症の診療に不可欠の検査となっている。

　PCR法はCMVアンチゲネミア法に比し、一般的に標準化・定量化された結果を得ることができ、白血球減少をきたす患者でも信頼性が高く、検査にかかるマンパワーが最小限であるなど、いくつかの利点がある、とされている。

　現在に至るまで長らく、わが国ではCMVアンチゲネミア法による陽性細胞数を治療の開始、病勢把握、治療終了の指標としてきた。CMV定量PCR法が2020年8月に保険収載・採用され、国際標準法として今後はPCR法が普及すると考えられるが、実臨床の現場においてはCMV定量PCR法によるTiter（IU/mL）と従来のCMVアンチゲネミア陽性細胞数との

比較対照が問題になる。検体および検査方法論が両者ではまったく異なるため、病態や治療効果の捉え方を新たに構築する必要性もあり、また、CMVアンチゲネミア法でもみられたような臓器侵襲症別の感度や特異度の差異が、CMV定量PCR法でもみられる可能性はある。しかし実臨床においては、今までのCMVアンチゲネミア陽性細胞数をベースとした判断基準に相当する目安があることが望ましい。

　両者の比較は2000年代前半から報告されているが、CMV定量PCR検査法も日々進歩していること、さらに定量結果が近年、国際単位(IU/mL)に標準化されたことなどから、ここでは最近5年間の数編の報告内容と、わが国で承認された2種類のCMV PCR検査キットの臨床試験結果を示す。

　江口ら[10]は成人、小児、幼児での種々の臓器移植、造血幹細胞移植患者、HIV患者を含む症候性・無症候性の患者を対象とした75の適格報告から、CMV PCR陽性9,058人とPCR陰性22,232人を抽出し、CMVアンチゲネミア法の感度・特異度をCMV定量PCR法を対照としてMeta-analysis評価した。診断のオッズ比は30(95％CI 24〜38、I^2＝28％)、サマリーROC曲線下面積は0.86(95％CI 0.59〜0.70)であった。CMVアンチゲネミア法の感度・特異度はそれぞれ0.65(95％CI 0.59〜0.70)、0.94(95％CI 0.93〜0.95)であり、陽性尤度比は10.9(95％CI 8.5〜14.0)と高く、CMVアンチゲネミア陽性はCMV PCR も陽性を強く示唆するが、陰性尤度比は0.38(95％CI 0.32〜0.44)であり、CMVアンチゲネミア陰性はCMV PCR陽性感染の可能性を低く見積もっており、CMVアンチゲネミア法はCMV PCR 陽性感染の35％を見落としていた可能性があることを報告している。Kwon Sら[11]は日本と同様、CMVアンチゲネミア法が標準であった韓国において造血幹細胞移植後、臓器移植後、悪性疾患、炎症疾患を含む79例の患者から479の全血サンプルを抽出し、CMV PCR法とCMVアンチゲネミア法を比較した。両者の一致率は86.4％、Cohen's kappa coefficient value＝0.659(95％CI 0.585〜0.732)で両者の量的な相関は中等度Pearson's correlation coefficientはr＝0.5504(p＜0.0001)であった。CMV PCR 法ではCMVアンチゲネミア法より中央値で8日早く検出され、治療後CMVアンチゲネミア法はPCR法より中央値で10.5日早く陰性化していた。Kameiら[12]は190例の肝移植患者から採取した1,229検体にCMVアンチゲネミア法とCMV PCR 法を行い比較検討している。両者の相関係数はr＝0.715、p＜0.001、CMV アンチゲネミア 1 個/150,000 WBCsに相当するのはCMV PCR 228＞IU/mLであり、感度・特異度はそれぞれ67.4％、94.8％であった。

　次にわが国で現在承認されているCMV PCR検査キットについてそれぞれの臨床試験データを報告する。

1. アキュジーン® m-CMV[13]

　本キットはアボットジャパン社製のCMV DNA定量PCRキットである。全血または血漿を検体として測定する。

表Ⅴ-1　**感度・特異度**[※1]

	HSCT	腎移植	HIV	全体
N	300	437	124	861
感度	97.5%（78/80）	95.5%（42/44）	100.0%（52/52）	97.7%（172/176）
特異度	44.1%（97/220）	62.6%（246/393）	25.0%（18/72）	52.7%（361/685）
全体[※2]	58.3%（175/300）	65.9%（288/437）	56.5%（70/124）	61.9%（533/861）

HCST：造血幹細胞移植
※1　CMV PCR法はCMV DNAが検出された検体を陽性、CMVアンチゲネミア法は陽性細胞1個以上と判定された検体を陽性とした。
※2　各々の乖離検体（造血：125検体、腎：149検体、HIV臨床：54検体）のうち、第三法としてのreal-time PCR（定量検査法）で測定可能な検体（造血：46検体、腎：15検体、HIV臨床：4検体）の再検査をしたところ、第三法で陽性の検体はいずれもPCR陽性であった。
（文献13）による）

表Ⅴ-2　**CMV PCR法とCMVアンチゲネミア法の相関性**

	HSCT	腎移植	HIV	全体
N	78	36	51	165
回帰式Y=	294.22x＋1134.1	1843.2x－4322.6	207.26x＋1349.2	1024.8x－4488.2
相関係数R=	0.7519	0.939	0.7422	0.7242

HCST：造血幹細胞移植
（文献13）による）

　　血漿検体における結果の表示区分は、

①Not detected 検出されず

②＜1.49 log IU/mL（＜31.20 IU/mL）検出（最小検出感度未満）

③陽性≧1.49 log IU/mL（31.20≧IU/mL）；

　　測定上限は＞8.19 log IU/mLである。

　　国内3施設において造血幹細胞移植（hematopoietic stem cell transplantation；HSCT）患者40症例300検体、腎移植後患者50症例437検体、およびHIV患者22症例124検体の血漿検体を対象に国内臨床性能試験が行われ、CMVアンチゲネミア法との比較検討が行われた。全検体では感度97.7％（172/176）、特異度52.7％（361/685）、全体一致率61.9％（533/861）、腎移植患者検体では感度95.5％（42/44）、特異度62.6％（246/393）、全体一致率65.9％（288/437）であった（**表Ⅴ-1**）。本キットはCMVアンチゲネミア法を対照とした際、その定量値には良好な相関が認められた。**表Ⅴ-2**に両者の相関を示した。ここから算出すると、CMVアンチゲネミア法の陽性細胞1個に相当するCMV DNA量は102 IU/mL（2.01 log IU/mL）であった。本キットのCMV DNA量102 IU/mL以上を陽性とした場合、CMVアンチゲネミア法との比較において、感度89.8％（158/176）、特異度85.1％（583/685）、全体一致率86.1％（741/861）であった。

2. コバス®6800/8800 システムCMV[14]

　本キットはロシュ・ダイアグノスティックス社製のCMV PCR測定キットである。検体としては血漿を用いる。機器における測定結果の表示は、

　　①Target Not Detected（TND：検出せず）
　　②最小検出感度未満定量値あり（＜34.5IU/mL）
　　③CMV DNA量測定値（≧34.5IU/mL）

で、測定上限は1.0×107 IU/mLの3区分である。

　国内で臓器移植患者または造血幹細胞移植患者から採取された1,936検体を対象とし、両者の比較検討を行った。CMV PCR法①を陰性、②③を陽性とした場合のCMVアンチゲネミア法との一致率を算出した。陽性一致率は96.7％（378/391）と非常に良好だが、陰性一致率は69.1％（1,068/1,545）であり、陽性一致率に比して低値であった。これはPCR法が非常に高感度であり、本設定では極めて低濃度と考えられる検体も陽性相当群に分類されるため、CMV PCR法陽性、CMVアンチゲネミア法陰性を示す検体が多くなったためと考えられた。全体一致率は74.7％（1,446/1,936）であった（**表V-3**）。

表V-3　①TNDを陰性とした場合

		アンチゲネミア法		計
		陽性	陰性	
本品	陽性相当 （定量値あり、＜Titer Min）	378	477	855
	陰性相当（TND）	13	1,068	1,081
	計	391	1,545	1,936

陽性一致率　96.7％（378/391）
陰性一致率　69.1％（1,068/1,545）
全体一致率　74.7％（1,446/1,936）
（文献14）による）

表V-4　①TNDまたは②最小検出感度未満定量値ありを陰性とした場合

		アンチゲネミア法		計
		陽性	陰性	
本品	陽性相当 （定量値あり）	342	196	538
	陰性相当 （＜Titer Min,TND）	49	1,349	1,398
	計	391	1,545	1,936

陽性一致率　87.5％　（342/391）
陰性一致率　87.3％　（1,349/1,545）
全体一致率　87.3％　（1,691/1,936）
（文献14）による）

　一方、CMV PCR法①②を陰性、③を陽性とすると、陽性一致率は87.5％（342/391）、陰性一致率は87.3％（1,349/1,545）、全体一致率は87.3％（1,691/1,936）と良好な結果が示された（**表Ⅴ-4**）。

　次にCMVアンチゲネミア法の陽性細胞数に対するCMV PCR法によるDNA定量の分布状況を検討した。全検体のうち③区分の定量値を有する538検体を対象とし、CMVアンチゲネミア法陽性細胞数に対するCMV DNA量の分布範囲およびその中央値を算出した。結果、CMVアンチゲネミア法陽性細胞数の増加に伴い、CMV PCR法DNA定量中央値も74.4・159・320・1,005・7,200 IU/mLと上昇する傾向を認めた（**図Ⅴ-3**）。

　さらに、CMVアンチゲネミア法の主なカットオフ値（陽性細胞数：1・2・4・10個）に相当する本キットCMV PCR定量値を、全検体（1,936検体）、臓器移植患者検体（1,754検体）および造血幹細胞移植患者検体（182検体）を対象として臨床上の運用参考値として算出した。まず全検体では、CMVアンチゲネミア法陽性細胞数に相当するCMV PCR法の定量値は、陽性細胞1個：35.6 IU/mL（感度87％、特異度88％）、2個：87.0 IU/mL（感度95％、特異度90％）、4個：182 IU/mL（感度94％、特異度92％）、10個：492 IU/mL（感度100％、特異度93％）であった。臓器移植患者検体では、陽性細胞1個：35.6 IU/mL（感度88％、特異度88％）、2個：86.6 IU/mL（感度95％、特異度90％）、4個：182 IU/mL（感度95％、特異度92％）、10個：492 IU/mL（感度100％、特異度93％）であった。造血幹細胞移植患者検体では、陽性細胞1個：52.2 IU/mL（感度82％、特異度87％）、2個：84.3 IU/mL（感度89％、特異度88％）、4個：95.4 IU/mL（感度100％、特異度85％）であった。以上より、CMVアンチゲネミア法の陽性細胞数に相当する本キットCMV PCR法の測定値は、陽性細胞

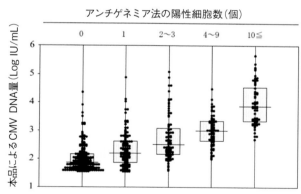

本品によるCMV DNA量(IU/mL)					
中央値	74.4	159	320	1,005	7,200
第1四分位値	47.7	73.9	144	434	2,198
第3四分位値	144	417	1,195	2,210	34,775
検体数	196	118	85	74	65

図Ⅴ-3　アンチゲネミア法の陽性細胞数に対するCMV DNA(IU/mL)の分布状況
（文献14）による）

表V-5　アンチゲネミア法のカットオフ値に対するCMV DNA(IU/mL)定量値

| | | アンチゲネミア法のカットオフ値 | | | |
		1個	2個	4個	10個
全検体 (n=1,936)	参考カットオフ(IU/mL)	35.6	87.0	182	492
	感度	87%	95%	94%	100%
	特異度	88%	90%	92%	93%
臓器移植 患者検体 (n=1,754)	参考カットオフ(IU/mL)	35.6	86.6	182	492
	感度	88%	95%	95%	100%
	特異度	88%	90%	92%	93%
HSCT 患者検体 (n=182)	参考カットオフ(IU/mL)	52.2	84.3	95.4	−
	感度	82%	89%	100%	−
	特異度	87%	88%	85%	−

（文献14）による）

数1個：定量下限値（34.5 IU/mL）程度、2個：90 IU/mL程度、4個：100〜200 IU/mL程度、10個：500 IU/mL程度に相当すると考えられた（**表V-5**）。

　上記に示してきたように、CMVアンチゲネミア法とCMV PCR法には一般的に良好な相関が認められる[10)-14)]。CMV PCR法の測定値は現在、WHOによって標準化された、IU/mL単位で表示されており、アッセイ法・キット間での格差は最小限となっているが、基質、抽出法、増幅する標的、増幅DNAのサイズ、ハイブリダイゼーション／デテクションプローベなどの違いにより、なお差がある。世界的なハーモニゼーションによりさまざまな段階、先制治療開始、モニタリング、治療終了指標における閾値が設定・標準化の試みがなされているが、確立されたものはない。検体や試薬、方法の相違にはなお考慮が必要であり、これらが異なる場合は施設間で結果を単純比較すべきではない[15)]との指摘がある。

　今後わが国における臓器移植後CMV感染症に対するCMV PCR法の普及と標準化の過程において、診断・治療指標としてのCMVアンチゲネミア法からの移行と適切な閾値の設定についての努力が求められる。

参考文献

1) Kotton CN, Kumar D, Caliendo AM, et al. The Third International Consensus Guidelines on the Management of Cytomegalovirus in Solid-organ Transplantation. Transplantation 102 (6)：900-931, 2018.

2) Razonable RR, Humar A. Cytomegalovirus in solid organ transplant recipients-Guidelines of the American Society of Transplantation Infectious Diseases Community of Practice. Clin Transplant 33 (9)：e13512, 2019.

3) Balfour Jr. HH, Hogquist KA, Verghese PS. Epstein-Barr Virus and Cytomegalovirus. Manual of Molecular and Clinical Laboratory Immunology, pp563-577, Wiley, New Jersey, 2016.

4) Razonable RR, Inoue N, Pinninti SG, et al. Clinical Diagnostic Testing for Human Cytomegalovirus Infections. J Infect Dis 221(Suppl 1)：S74-S85, 2020.

5) David W, Kimberlin EDB, Ruth Lynfield, et al. Red Book；2021 Report of the Committee on

Infectious Diseases. 32nd ed, Kimberlin DW(ed), American Academy of Pediatrics, Illinois, 2021.

6) Knipe DM, Howley PM. Fields virology. 6th ed, Lippincott Williams & Wilkins, Philadelphia, 2013.

7) Costa C, Sidoti F, Mantovani S, et al. Comparison of two molecular assays for detection of cytomegalovirus DNAin whole blood and plasma samples from transplant recipients. New Microbiol 39(3)：186-191, 2016.

8) Razonable RR, Hayden RT. Clinical utility of viral load in management of cytomegalovirus infection after solid organ transplantation. Clin Microbiol Rev 26(4)：703-727, 2013.

9) Chemaly RF, Chou S, Einsele H, et al. Definitions of Resistant and Refractory Cytomegalovirus Infection and Disease in Transplant Recipients for Use in Clinical Trials. Clin Infect Dis 68(8)：1420-1426, 2019.

10) Eguchi H, Horita N, Ushio R, et al. Diagnostic test accuracy of antigenemia assay for PCR-proven cytomegalovirus infection-systematic review and meta-analysis. Clin Microbiol Infection 23：907-915, 2017.

11) Kwon S, Jung BK, Ko SY, et al. Comparison of quantitation of cytomegalovirus DNAby real-time PCR in whole blood with the cytomegalovirus antigenemia assay. Ann Lab Med 35：99-104, 2015.

12) Kamei H, Ito Y, Onishi Y, et al. Cytomegalovirus(CMV) monitoring after liver transplantation；comparison of CMV pp65 antigenemia assay with real-time PCR calibrated to WHO international standard. Ann Transplant 21：131-136, 2016.

13) アボットジャパン合同会社. 体外診断用医薬品 サイトメガロウイルス核酸キット アキュジーン® mCMV 添付文書G07655R07 製造販売承認番号30100EZX00035000, 2020年6月改訂(第2版)

14) ロシュ・ダイアグノスティックス株式会社. 体外診断用医薬品 サイトメガロウイルス核酸キット コバス® 6800/8800システムCMV添付文書 製造販売承認番号30200EZX00001000, 2020年1月作成(第2版)

15) Kotton CN, Kumar D, Caliendo AM, et al；on behalf of the The Transplantation Society International CMVConsensus Group. The third international concsensus guidelines on the management of cytomegalovirus in Solid-organ transplantation. Transplantation 102：900-931, 2018.

CHAPTER VI

CMVによる
臓器障害を伴う感染症

1. 総　論

今一度、CMV感染症の分類と定義を記載する。

CMV感染症は、大きく分けてCMV潜在性感染(latent CMV)、CMV感染(CMV infection)、CMV感染症(CMV disease)に分けられる[1)2)]。

1. CMV潜在性感染：IgG陽性であるが、体内でCMVが検出されない状態

2. CMV感染：症状の有無にかかわらず、血液、組織、体液からCMVが培養、抗原検査、核酸定量検査(一般的にはPCR)によって検出される状態

3. CMV感染症：症状や組織障害を伴うCMV感染

　①CMV症候群(CMV syndrome)：発熱、倦怠感、WBC減少、異型リンパ球上昇、肝逸脱酵素上昇などの伝染性単核球症様の症状を呈する。

　②CMVによる臓器障害を伴う感染症[end-organ(tissue-invasive) CMV disease]：肺炎、腸炎、肝炎、網膜炎などがあるが、どの臓器にも感染を起こしうる。

1 ┃ CMV感染症

1. CMV症候群

CMV症候群(CMV syndrome)は、CMVが血液中からウイルス培養、抗原検査、核酸増幅検査によって検出され、かつ、以下のうち2つ以上を満たすものと定義される[1)]。

1. 38℃以上の発熱が2日以上続く。

2. 新規の倦怠感や疲労(休息によって軽快しない疲労や身の回りの日常生活動作の制限、有害事象共通用語規準v4.0で倦怠感のGrade 2か疲労のGrade 3)。

3. 白血球数減少(平時の白血球数が4,000/μL以上なら3,500/μL未満への減少、4,000/μL未満であれば20%以上の減少、好中球数であれば、1,500/μL未満へ減少するか、平時が1,500/μL未満であれば20%以上の減少)が、24時間以上空けて2回観察される。

4. 異型リンパ球が5%以上。

5. 血小板数減少(平時の血小板数が115,000/μL以上なら100,000/μL未満への減少、115,000/μL未満であれば20%以上の減少)。

6. 肝逸脱酵素上昇(ASTかALTが正常上限の2倍以上、肝移植患者を除く)。

2. CMVによる臓器障害を伴う感染症

　CMVによる臓器障害を伴う感染症end-organ CMV diseaseを確定診断する（Proven disease）には、臨床症状と所見に加えて、感染を疑う組織においてCMVの関与がウイルス培養、免疫染色、DNAハイブリゼーションなどの方法により証明されることが必要となる[1]。CMV網膜炎だけは、CMVが検出できなくても、臨床症状と診察のみで確定診断としてよい。

　感染臓器によって、診断にはさらにProbableとPossibleのカテゴリーが存在する[1]。Probable diseaseは、肺炎（気管支肺胞洗浄液からCMVが検出される）、胃腸炎（内視鏡で粘膜病変は認められないが、CMVの関与が組織学的に証明される）、脳炎/脳室炎（血液が混入していない脳脊髄液からCMVが検出され、画像もしくは脳波で異常がある）に定義がある。Possible diseaseは、肺炎や胃腸炎を疑う患者で、生検組織の核酸増幅検査にてCMVが検出される場合を指す。

　CMVは免疫抑制薬の使用や局所の炎症などによって再活性化され、症状の有無にかかわらず、血液や体液（尿など）に検出される（Sheddingという）。そのため、臓器感染を疑う症状があって血液や体液の核酸増幅検査でCMVが陽性となっても、CMVによる臓器障害を伴う感染症とは必ずしも同義ではないことに留意し、ほかの病原体による感染症や非感染症による病態（拒絶や薬剤性など）を常に鑑別診断に挙げる。

2 ｜ 治療総論

　固形臓器移植患者では、CMV症候群（CMV syndrome）とCMVによる臓器障害を伴う感染症（end-organ CMV disease）は治療の対象となり、抗ウイルス薬の投与が治療の主体である。拒絶のリスクが高くなければ、可能な限り免疫抑制薬の減量を考慮する[3]。抗ウイルス薬として、ガンシクロビル（GCV）、バルガンシクロビル（VGCV）、ホスカルネット、レテルモビルが本邦で承認されており、第一選択薬は、GCVとVGCVである[2)-5)]。重症のCMVによる臓器障害を伴う感染症や経口吸収に不安がある場合は、静注薬であるGCVを投与する。軽症や中等症のCMV感染症で経口吸収に問題がない場合は、VGCVを投与してよい[4]。ホスカルネットは腎毒性があるため、第一選択薬とはなりにくい。レテルモビルは同種造血幹細胞移植患者での予防投与のみ適応があり、治療に関するエビデンスは症例報告にとどまる。国内未承認薬にシドフォビルがあるが、腎毒性があるため代替薬がない場合にのみ限って投与が考慮される。

　抗ウイルス薬の投与は、治療量（腎機能正常であれば、GCV 5mg/kg 12時間おき、もしくはVGCV 900mg 12時間おき）を、臨床的に改善がみられ、血液中の核酸増幅検査や抗原検査が陰性化するまで、最短で2週間以上継続することが基本である[2)6)]。CMVのウイルス量は、原則として週に1回、PCRや抗原検査を用いて測定する。治療開始から1週間後のウイルス

量は減少しないことが多く（逆に増加することもある）、臨床的に悪化傾向になければ、耐性などを疑って抗ウイルス薬を変更する必要はない[7]。なお、PCR においては、0.5 $\log_{10}$ IU/mL（およそ、3倍もしくは1/3倍）以上のウイルス量の変化を臨床的に有意ととるのが通例である[3]。GCVやVGCVの副作用として骨髄抑制があるため、血算と腎機能を定期的にモニターする。骨髄抑制の副作用に対して、投与量を減らすことは耐性のリスク因子であるため避け[8][9]、G-CSFの投与や抗ウイルス薬の変更などで対応する[6]。ウイルス血症が陰性化する前に抗ウイルス薬を中止してしまうと、再発のリスクとなる[5][10]。血液中の核酸増幅検査や抗原検査では陽性になりにくい胃腸炎、肺移植患者の肺炎、中枢神経感染、網膜炎では、陰性化を治療終了の目安にできないために、長期の抗ウイルス薬投与が必要な症例もある[6]。再発を予防するために、治療終了後に二次予防として抗ウイルス薬を維持量で投与することも考慮されるが、エビデンスは不十分である[11]。

参考文献

1) Ljungman P, Boeckh M, Hirsch HH, et al. Definitions of Cytomegalovirus Infection and Disease in Transplant Patients for Use in Clinical Trials. Clin Infect Dis 64(1)：87-91, 2017.

2) Razonable RR, Humar A. Cytomegalovirus in solid organ transplant recipients-Guidelines of the American Society of Transplantation Infectious Diseases Community of Practice. Clin Transplant 33(9)：e13512, 2019.

3) Asberg A, Jardine AG, Bignamini AA, et al. Effects of the intensity of immunosuppressive therapy on outcome of treatment for CMV disease in organ transplant recipients. Am J Transplant 10(8)：1881-1888, 2010.

4) Asberg A, Humar A, Rollag H, et al. Oral valganciclovir is noninferior to intravenou ganciclovir for the treatment of cytomegalovirus disease in solid organ transplant recipients. Am J Transplant 7(9)：2106-2113, 2007.

5) Asberg A, Humar A, Jardine AG, et al. Long-term outcomes of CMV disease treatment with valganciclovir versus IV ganciclovir in solid organ transplant recipients. Am J Transplant 9(5)：1205-1213, 2009.

6) Kotton CN, Kumar D, Caliendo AM, et al. The Third International Consensus Guidelines on the Management of Cytomegalovirus in Solid-organ Transplantation. Transplantation 102(6)：900-931, 2018.

7) Chemaly RF, Chou S, Einsele H, et al. Definitions of Resistant and Refractory Cytomegalovirus Infection and Disease in Transplant Recipients for Use in Clinical Trials. Clin Infect Dis 68(8)：1420-1426, 2019.

8) Myhre HA, Haug Dorenberg D, Kristiansen KI, et al. Incidence and outcomes of ganciclovir-resistant cytomegalovirus infections in 1244 kidney transplant recipients. Transplantation 92(2)：217-223, 2011.

9) Young PG, Rubin J, Angarone M, et al. Ganciclovir-resistant cytomegalovirus infection in solid organ transplant recipients；a single-center retrospective cohort study. Transpl Infect Dis 18(3)：390-395, 2016.

10) Humar A, Kumar D, Boivin G, et al. Cytomegalovirus(CMV) virus load kinetics to predict recurrent disease in solid-organ transplant patients with CMVdisease. J Infect Dis 186(6)：

829-833, 2002.

11) Gardiner BJ, Chow JK, Price LL, et al. Role of Secondary Prophylaxis With Valganciclovir in the Prevention of Recurrent Cytomegalovirus Disease in Solid Organ Transplant Recipients. Clin Infect Dis 65(12)：2000-2007, 2017.

2.各 論

1 CMV肺炎

CMV肺炎の症状は、ほかの病原体による肺炎と同様に、発熱、呼吸困難、咳などである。胸部X線や胸部CT の典型的な所見は両側の間質影であるが、片側の浸潤影や結節影を呈することもある。

確定診断には、肺組織の生検検体からCMVの関与が培養、免疫染色、DNAハイブリダイゼーションなどで示されることが必要となる。肺組織や気管支肺胞洗浄液の検体で、フクロウの眼(Owl's eye)と呼ばれる核内封入体がみられることが特徴的である。気管支肺胞洗浄液のCMV PCR は、感度はほぼ100％であるが特異度は低い[1]。気管支肺胞洗浄液中にCMVが検出されなければ、CMV肺炎の可能性はほぼ除外してよい。気管支肺胞洗浄液中のウイルス量が多い場合は、よりCMV肺炎の可能性は高い[2]。肺炎の原因として代替診断(ニューモシスチス肺炎やアスペルギルス肺炎など)がある場合に、気管支肺胞洗浄液中にCMVが検出されたら、重複感染とsheddingの両方の可能性を考える必要がある。

治療は、抗ウイルス薬であるガンシクロビル(GCV)の投与である[3]。経口のバルガンシクロビル(VGCV)は、重症のCMV肺炎や経口吸収に不安がある場合には、第一選択薬とはならない。ホスカルネットは、副作用として腎機能障害があるため、GCVが使えない症例(G-CSF を投与してもGCVの副作用の骨髄抑制が軽快しない、CMVがGCV耐性であったなど)に限って使用される。治療期間については、最低2週間以上、臨床的に改善がみられ、少なくとも血液中からCMVが検出されなくなるまで、治療量の抗ウイルス薬を継続する[3]。重篤なCMV肺炎に対して、免疫グロブリン製剤を経験的に投与することもあるが、臨床試験で効果が証明されたエビデンスがあるわけではなく一律の投与は推奨されていない[3]。

参考文献
1) Ljungman P, Boeckh M, Hirsch HH, et al. Definitions of Cytomegalovirus Infection and Disease in Transplant Patients for Use in Clinical Trials. Clin Infect Dis 64(1)：87-91, 2017.
2) Lodding IP, Schultz HH, Jensen JU, et al. Cytomegalovirus Viral Load in Bronchoalveolar Lavage to Diagnose Lung Transplant Associated CMV Pneumonia. Transplantation 102(2)：326-332, 2018.
3) Razonable RR, Humar A. Cytomegalovirus in solid organ transplant recipients；Guidelines of the American Society of Transplantation Infectious Diseases Community of Practice. Clin Transplant 33(9)：e13512, 2019.

2 ｜ CMV網膜炎

　CMV網膜炎は、後天性免疫不全症候群(cquired immunodeficiency syndrome；AIDS)の患者におけるCMVによる臓器障害の中では最多を占めることとは対照的に[1]、固形臓器移植患者では非常に稀である。年間に400例前後の固形臓器移植を行っている米国施設からの報告では、1990〜2004年に診断されたCMV網膜炎は8例のみであった[2]。そのうちCMV肺炎と肝炎の合併例がそれぞれ1例と2例、網膜炎単独例が5例であった。網膜炎単独例の5例のうち、ウイルス血症は1例にのみ認められた。また、肝移植患者12,653例のコホート研究では、25.6％でなんらかのCMV感染が認められたが、CMV網膜炎を呈したのは0.1％であったという報告もある[3]。

　症状としては、無症候性のものから、暗点や視野欠損、視力低下まで多岐にわたる。

　診断は、経験のある眼科医による眼底検査で、特徴的な網膜出血を伴う黄白色の網膜滲出斑が認められることによる。房水や硝子体液のPCR検査を施行することも可能であるが、陰性であっても除外診断とはならず、また侵襲的なために通常は行われない。血液の拡散増幅検査でCMVが検出されなくても、CMV網膜炎の除外にはならない。

　治療は、抗ウイルス薬であるGCV、VGCV、ホスカルネットの投与による。AIDS患者のCMV網膜炎の治療では、最低2〜3週間の初期治療後に再発を防ぐために抗HIV薬によって免疫が再構築されるまで維持療法を続けることが一般的である[1]。固形臓器移植患者のCMV網膜炎の治療もAIDS患者の治療に準じて行われることが多いが、最適な治療期間についてはわかっていない。重症例では、GCVの硝子体内注射の併用が考慮される。治療中に、免疫再構築症候群(Immune Reconstitution Inflammatory Syndrome；IRIS)によって、症状の再燃が起きることがあるために、眼科医による経過観察が有用である[3]。

参考文献

1) Guidelines for the Prevention and Treatment of Opportunistic Infections in Adults and Adolescents with HIV. Recommendations from the Centers for Disease Control and Prevention, the National Institutes of Health, and the HIV Medicine Association of the Infectious Diseases Society of America, 2021.

2) Eid AJ, Bakri SJ, Kijpittayarit S, et al. Clinical features and outcomes of cytomegalovirus retinitis after transplantation. Transpl Infect Dis 10(1)：13-18, 2008.

3) Egli A, Bergamin O, Mullhaupt B, et al. Cytomegalovirusassociated chorioretinitis after liver transplantation；case report and review of the literature. Transpl Infect Dis 10(1)：27-43, 2008.

3 | CMVによる中枢神経障害（脳炎・横断性脊髄炎・多発神経炎など）

CMVによる中枢神経障害は、固形臓器移植患者においては稀とされるが[1][2]、正確な頻度については不明である。CMV脳炎は、急性の意識障害に加えて巣症状が出ることもある。横断性脊髄炎では、病変部位の疼痛、筋力低下、感覚障害、膀胱直腸障害が起きる[3]。固形臓器移植患者でCMVによる中枢神経障害の症状は、ほかのウイルス（単純ヘルペスや水痘−帯状疱疹ウイルスなど）による症状と類似する[3]。

診断は、典型的な症状を有する患者において、核酸増幅検査にて髄液からCMVが検出されることによる。確定診断には、侵襲的ではあるが生検組織から免疫染色でCMV感染細胞が認められるか、培養や遺伝子検査などでCMVが検出されることが必要となる。

治療は、ほかのCMVによる臓器障害を伴う感染症と同様に、抗ウイルス薬であるGCV、VGCV、ホスカルネットの投与による。

参考文献

1) Kotton CN, Kumar D, Caliendo AM, et al. The Third International Consensus Guidelines on the Management of Cytomegalovirus in Solid-organ Transplantation. Transplantation 102 (6)：900-931, 2018.

2) Razonable RR, Limaye A. Cytomegalovirus Infection After Solid Organ Transplantatioin. Transplant Infections, 4th ed, Ljungman P, Snydman D, Boeckh M(eds), pp441-476, Springer, Berlin, 2016.

3) Maschke M, Kastrup O, Diener HC. CNS manifestations of cytomegalovirus infections；diagnosis and treatment. CNS Drugs 16(5)：303-315, 2002.

4 | CMV胃腸炎

消化器症状は臓器移植レシピエントに高頻度に生じる症状であり、下痢の頻度は20～50％とされる[1]。臓器移植後に生じる消化器症状の原因の1つとして消化管へのCMV感染があり、免疫能正常例と比較して臓器移植後患者に生じる頻度が高いため、臓器移植後に特に注意すべき疾患である[1][2]。

臓器移植レシピエントにおいて、消化管へのCMV感染症は臓器障害を伴うCMV感染症の中で最も頻度が高く、食道炎、胃炎、小腸炎、大腸炎が含まれる[1][3]-[9]。CMVによる消化管病変の中で最も頻度が高いのが大腸炎であり、次いで食道炎である[7][10]。CMV消化管感染症は臓器移植後早期に生じることが多かったが、CMV感染に対する予防治療や先制治療が行われるようになり、移植後長期間経過後にも認められるようになっている[3][4][11]-[13]。

CMVによる消化管病変の危険因子は、臓器移植後CMV感染症の危険因子と同様であり、CMV D+/R−レシピエントに多く認める[3][4][6][9]。拒絶反応との関連が認められており、腎移植

においては、臓器障害を伴うCMV感染症の頻度、特にCMV消化管感染症の頻度が、急性拒絶例に有意に多いと報告されている[13)-15)]。

1. 症状

a. 食道炎

CMV食道炎の典型的な症状は嚥下痛と嚥下障害であり、ほかに嘔気・嘔吐、体重減少、発熱、下痢、腹痛、上部消化管出血を認めることもある[10)16)17)]。典型的な内視鏡所見は、食道中部から下部に生じる境界明瞭な浅い線状潰瘍であり、時に癒合して巨大潰瘍を形成し、深い潰瘍を認めることもある。潰瘍のサイズや数、深さは症例によって多様である。また、びまん性の食道炎、重度のびらん性食道炎、偽腫瘍性病変、急性食道壊死（black esophagitis）の所見を呈することもある[16)18)-21)]。

b. 胃炎

CMV胃炎の症状は、腹痛、発熱、消化管出血（黒色便、血便、吐血）が多く、ほかに嘔気・嘔吐、下痢、腹部膨満感を認める[17)22)]。内視鏡所見は多様であり、潰瘍が最も多く、ほかに粘膜の脆弱性、充血、発赤などを認める。病変は前庭部に多く、潰瘍は単発のことも多発することもある[22)23)]。

c. 小腸炎

CMV小腸炎は小腸移植レシピエントに多く報告されているが、ほかの臓器移植レシピエントにも生じる[24)-26)]。内視鏡所見では、潰瘍、浮腫、発赤などの炎症所見を認める[26)-28)]。偽腫瘍の形態をとることもある。また、腸穿孔をきたすこともあり、回腸末端に多く生じる。

d. 大腸炎

CMV大腸炎の症状は非特異的であり、下痢、腹痛、血便、発熱、体重減少などを認める。頻度の高い症状は血便と下痢である[17)29)]。CMV大腸炎の内視鏡所見は多彩であり、粘膜の発赤や浮腫、潰瘍を認める。大腸癌との鑑別を必要とする場合もある[30)]。

典型的な潰瘍は、ほぼ正常に観察される粘膜に周囲を取り囲まれた境界明瞭な開放性潰瘍（discrete ulcer、punched-out ulcer）である。しばしばほかの原因による大腸炎（*C.difficile* 感染や炎症性腸疾患）と併存することもある[1)]。

2. 診断

CMVによる消化管病変の確定診断は、①消化器症状があること、②消化管に肉眼的な粘膜病変があること、③組織内にCMV感染が証明されること、の3つを満たすことによってなされる。組織内のCMV感染は、組織病理学的、ウイルス培養、迅速同定、免疫組織染色、また

は*in-situ* hybridization にて証明する。肉眼的な粘膜病変を認めないが、消化器症状があり、消化管組織内にCMV感染が証明された場合にもCMVによる消化管病変の可能性が高い。血液のCMVアンチゲネミア法陽性やPCR法陽性だけでは診断できないとされている[9]。

　CMVによる消化管病変の診断においては、血液のCMVアンチゲネミア法やCMV PCR法によってCMV抗原やウイルスゲノムが検出されにくいことが明らかになっている。CMV D+/R−においてはCMV PCR法が有用であるが、CMV R+における血中CMV PCR法の感度は低いため注意が必要である[31]-[33]。すなわち、血中CMV PCR法陰性によってCMVによる消化管病変を完全に否定することは困難であり、消化管内視鏡検査による生検によって組織学的に診断することが標準的な確定診断法となる[9]。

　組織学的検索を行う場合には、CMVは潰瘍周囲の上皮細胞内に存在することは少なく、粘膜下層の線維芽細胞や血管内皮細胞に存在することが多いため、CMV検出のための生検は潰瘍底から行うと検出感度が高い[17][21][34]。組織病理学的検討に加えて免疫組織染色を行うことが勧められる[14]。組織におけるCMV PCR法陽性による診断が報告されているが、標準的検査法は確立されておらず、カットオフ値など検査結果の評価法についても今後の検討が必要である[35]-[37]。

3. 治療

　予防法や治療法はほかのCMV感染症と同様に行われる。CMVによる消化管病変に対して通常より長期の治療が必要である可能性も示されているが、適切な治療期間は明らかにされていない[14]。また、CMVによる消化管病変に対する治療後には再発が多いことも報告されているが、再発の予測因子は明らかになっていない[32]。そのため、高リスク症例に対しては、治療後の二次予防も考慮される[14]。

　CMVによる消化管病変は臓器移植レシピエントにおいて頻度の高い疾患であるが、その症状や内視鏡所見は多様であり、組織学的診断が重要となる。生検組織におけるCMV PCR法の確立や再発に対する予防法など、今後さらに最適な対策が確立することが期待される。

参考文献

1) Angarone M, Snydman DR, Practice AICo. Diagnosis and management of diarrhea in solid-organ transplant recipients ; Guidelines from the American Society of Transplantation Infectious Diseases Community of Practice. Clin Transplant 33(9) : e13550, 2019.

2) Arslan H, Inci EK, Azap OK, et al. Etiologic agents of diarrhea in solid organ recipients. Transpl Infect Dis 9(4) : 270-275, 2007.

3) Arthurs SK, Eid AJ, Pedersen RA, et al. Delayedonset primary cytomegalovirus disease after liver transplantation. Liver Transpl 13(12) : 1703-1709, 2007.

4) Arthurs SK, Eid AJ, Pedersen RA, et al. Delayed-onset primary cytomegalovirus disease and the risk of allograft failure and mortality after kidney transplantation. Clin Infect Dis 46(6) : 840-846, 2008.

5) Goodgame RW. Gastrointestinal cytomegalovirus disease. Ann Intern Med 119(9) : 924-935, 1993.

6) Kijpittayarit-Arthurs S, Eid AJ, Kremers WK, et al. Clinical features and outcomes of delayed-onset primary cytomegalovirus disease in cardiac transplant recipients. J Heart Lung Transplant 26(10) : 1019-1024, 2007.

7) Lemonovich TL, Watkins RR. Update on cytomegalovirus infections of the gastrointestinal system in solid organ transplant recipients. Curr Infect Dis Rep 14(1) : 33-40, 2012.

8) Paya C, Humar A, Dominguez E, et al. Efficacy and safety of valganciclovir vs. oral ganciclovir for prevention of cytomegalovirus disease in solid organ transplant recipients. Am J Transplant 4(4) : 611-620, 2004.

9) Razonable RR, Humar A. Cytomegalovirus in solid organ transplant recipients-Guidelines of the American Society of Transplantation Infectious Diseases Community of Practice. Clin Transplant 33(9) : e13512, 2019.

10) Li L, Chakinala RC. Cytomegalovirus Esophagitis. StatPearls, Treasure Island(FL), 2021.

11) Fica A, Cervera C, Perez N, et al. Immunohistochemically proven cytomegalovirus end-organ disease in solid organ transplant patients ; clinical features and usefulness of conventional diagnostic tests. Transpl Infect Dis 9(3) : 203-210, 2007.

12) Linares L, Sanclemente G, Cervera C, et al. Influence of cytomegalovirus disease in outcome of solid organ transplant patients. Transplant Proc 43(6) : 2145-2148, 2011.

13) Santos CA, Brennan DC, Fraser VJ, et al. Delayed-onset cytomegalovirus disease coded during hospital readmission after kidney transplantation. Transplantation 98(2) : 187-194, 2014.

14) Kotton CN, Kumar D, Caliendo AM, et al. The Third International Consensus Guidelines on the Management of Cytomegalovirus in Solid-organ Transplantation. Transplantation 102 (6) : 900-931, 2018.

15) Lee YM, Kim YH, Han DJ, et al. Cytomegalovirus infection after acute rejection therapy in seropositive kidney transplant recipients. Transpl Infect Dis 16(3) : 397-402, 2014.

16) Wang HW, Kuo CJ, Lin WR, et al. The clinical characteristics and manifestations of cytomegalovirus esophagitis. Dis Esophagus 29(4) : 392-399, 2016.

17) You DM, Johnson M. Cytomegalovirus infection and the gastrointestinal tract. Curr Gastroenterol Rep 14(4) : 334-342, 2012.

18) Harada N, Shimada M, Suehiro T, et al. Unusual endoscopic findings of CMV esophagitis after liver transplantation. Hepatogastroenterology 52(64) : 1236-1239, 2005.

19) Laguna F, Garcia-Samaniego J, Alonso MJ, et al. Pseudotumoral appearance of cytomegalovirus esophagitis and gastritis in AIDS patients. Am J Gastroenterol 88(7) : 1108-1111, 1993.

20) Trappe R, Pohl H, Forberger A, et al. Acute esophageal necrosis(black esophagus) in the renal transplant recipient ; manifestation of primary cytomegalovirus infection. Transpl Infect Dis 9(1) : 42-45, 2007.

21) Wilcox CM, Straub RF, Schwartz DA. Prospective endoscopic characterization of cytomegalovirus esophagitis in AIDS. Gastrointest Endosc 40(4) : 481-484, 1994.

22) Yeh PJ, Chiu CT, Lai MW, et al. Cytomegalovirus gastritis ; Clinicopathological profile. Dig Liver Dis 53(6) : 722-728, 2021.

23) Reggiani Bonetti L, Losi L, Di Gregorio C, et al. Cytomegalovirus infection of the upper

gastrointestinal tract ; a clinical and pathological study of 30 cases. Scand J Gastroenterol 46(10) : 1228-1235, 2011.

24) Navaneethan U, Venkatesh PG, Wang J. Cytomegalovirus ileitis in a patient after liver transplantation-differentiating from *de novo* IBD. J Crohns Colitis 5(4) : 354-359, 2011.

25) Petrisli E, Chiereghin A, Gabrielli L, et al. Early and late virological monitoring of cytomegalovirus, Epstein-Barr virus, and human herpes virus 6 infections in small bowel / multivisceral transplant recipients. Transplant Proc 42(1) : 74-78, 2010.

26) Talmon GA. istologic features of cytomegalovirus enteritis in small bowel allografts. Transplant Proc 42(7) : 2671-2675, 2010.

27) Kaplan CS, Petersen EA, Icenogle TB, et al. Gastrointestinal cytomegalovirus infection in heart and heart-lung transplant recipients. Arch Intern Med 149(9) : 2095-2100, 1989.

28) Mong A, Levine MS, Furth EE, et al. Cytomegalovirus duodenitis in an AIDS patient. AJR Am J Roentgenol 172(4) : 939-940, 1992.

29) Azer SA, Limaiem F. Cytomegalovirus Colitis. StatPearls, Treasure Island(FL), 2021.

30) Falagas ME, Griffiths J, Prekezes J, et al. Cytomegalovirus colitis mimicking colon carcinoma in an HIV-negative patient with chronic renal failure. Am J Gastroenterol 91(1) : 168-169, 1996.

31) Durand CM, Marr KA, Arnold CA, et al. Detection of cytomegalovirus DNAin plasma as an adjunct diagnostic for gastrointestinal tract disease in kidney and liver transplant recipients. Clin Infect Dis 57(11) : 1550-1559, 2013.

32) Eid AJ, Arthurs SK, Deziel PJ, et al. Clinical predictors of relapse after treatment of primary gastrointestinal cytomegalovirus disease in solid organ transplant recipients. Am J Transplant 10(1) : 157-161, 2010.

33) Fisher CE, Alexander J, Bhattacharya R, et al. Sensitivity of blood and tissue diagnostics for gastrointestinal cytomegalovirus disease in solid organ transplant recipients. Transpl Infect Dis 18(3) : 372-380, 2016.

34) Patra S, Samal SC, Chacko A, et al. Cytomegalovirus infection of the human gastrointestinal tract. J Gastroenterol Hepatol 14(10) : 973-976, 1999.

35) McCoy MH, Post K, Sen JD, et al. qPCR increases sensitivity to detect cytomegalovirus in formalin-fixed, paraffin-embedded tissue of gastrointestinal biopsies. Hum Pathol 45(1) : 48-53, 2014.

36) Mills AM, Guo FP, Copland AP, et al. A comparison of CMVdetection in gastrointestinal mucosal biopsies using immunohistochemistry and PCR performed on formalin-fixed, paraffin-embedded tissue. Am J Surg Pathol 37(7) : 995-1000, 2013.

37) Tsuchido Y, Nagao M, Matsuura M, et al. Realtime quantitative PCR analysis of endoscopic biopsies for diagnosing CMV gastrointestinal disease in non-HIV immunocompromised patients ; a diagnostic accuracy study. Eur J Clin Microbiol Infect Dis 37(12) : 2389-2396, 2018.

5 | CMV肝炎

　CMVによる肝炎は、免疫能が正常な健常人では、無症候性または倦怠感や発熱を認めるのみであることが多く、伝染性単核球症の臨床症状に伴って血液検査上軽度の肝酵素上昇を示すことがあるが、CMV肝炎が臨床的に問題になる例は少ない[1)-3)]。

　一方、免疫抑制状態患者、特に肝移植後症例ではCMV肝炎の頻度が比較的高く、臨床経過はさまざまであるが、重症例も報告されている[1)2)4)-8)]。しかしながら、CMV肝炎のまとまった報告は少なく、臓器移植後では肝移植後の報告に限られる[9)10)]。

1. 頻度

　肝移植後CMV肝炎の頻度は不明だが、Payaらの報告では、78症例に対する93回の肝移植後を前向きに検討した結果、78例中13例（17％）に14回（1例のみ2回）のCMV肝炎が生じたと報告している[9)]。一方、Seehoferらは、1,054例に対する1,146回の肝移植例を後ろ向きに解析し、CMV肝炎は24例（2.1％）に生じたとしている[10)]。

　肝移植以外の臓器移植後のCMV肝炎は稀であり、症例報告が認められる程度である[11)]。

2. 症状

　CMV肝炎は肝移植後早期に生じ、Payaらの報告では肝移植から平均40日後（20〜52日）、Seehoferらの報告では、24例中21例は移植後4〜8週で診断されている[9)10)]。移植後17週や43週と長期間経過後に診断された3例中2例はC型肝炎再発とともに診断されている[10)]。

　特異的な症状はなく、多くの症例で発熱を認める。肝外臓器に臓器障害を伴うCMV感染症を認めることは少なく、大部分は肝炎のみを発症する。Payaらは13例中11例に発熱を、4例に筋肉痛と関節痛を認め、肝外の臓器障害を伴うCMV感染症として肺炎を3例に認めているが、残りの10例では肝炎のみと報告した[9)]。Seehoferらによると、CMV肝炎診断時の平均体温は37.6℃であり、38.5℃以上の高熱を認めた例は24例中7例であった。2例に播種性CMV病変を認めたが、ほかの22例は肝炎のみで他臓器の臓器障害を伴うCMV感染症は認めなかった[10)]。

3. 血液検査所見

　血液検査においてCMV肝炎に特徴的な肝障害のパターンはなく、血液検査所見から拒絶反応など、ほかのグラフト肝障害との区別は困難である[9)10)]。Seehoferらによると、トランスアミナーゼの上昇が優位でありアラニンアミノトランスフェラーゼ（ALT）は前値の平均3.7倍となり、一方、アルカリフォスファターゼ（ALP）は1.8倍と軽度の上昇であった。ALPとガンマグルタミルトランスペプチダーゼ（γ-GTP）の上昇はアスパラギン酸アミノトラン

スフェラーゼ(AST)やALT より長期間持続すること、血小板数はCMV肝炎診断前から有意に低下しガンシクロビル投与後に上昇することを報告している[10]。

4. リスク因子

レシピエントとドナーの移植前のCMV感染状態の解析から、肝移植後CMV肝炎は、CMV D+/R−においてリスクが高く、次いでCMV R+にリスクがあることが明らかになっている。Payaらによると、CMV D+/R−では14例中9例(64%)にCMV肝炎が生じ、CMV D+/R+の33例中2例(6%)、CMV D−/R+の34例中1例(3%)、CMV D−/R−の12例中1例(8%)と比較して有意に多いことが示されている[9]。Seehoferらも、CMV R−では5.2%にCMV肝炎を発症し、CMV R+の0.7% と比較して有意に高頻度であったと報告した[10]。

肝移植後CMV肝炎のほかのリスクとして、拒絶反応との関連が報告されている[10)12)13]。Seehoferらの報告では、CMV肝炎24例中14例にCMV肝炎診断前に拒絶反応を認めており、9例はステロイド抵抗性拒絶反応に対するOKT 3抗体使用後にCMV肝炎が生じている。慢性拒絶との関連は認めなかったと報告している[10]。

また、レシピエントとドナーのHLAの一致がCMV肝炎と関係しているという報告もある[10)13]。Seehoferらは、CMV陰性レシピエントにおけるCMV肝炎は、レシピエントとドナーでHLA-DRが1または2つ一致していた例が71%であり、CMV肝炎なしの32%より有意に多く、HLA-DRの一致がCMV肝炎のリスクになると報告している[10]。

ほかには、原疾患としてC 型肝炎ウイルス感染が多いこと、再移植例においてCMV肝炎が多いことが報告されている[9)10]。

5. 診断

CMV肝炎の確定診断は、①血液検査における肝障害、②肝組織内のCMVの存在、③ほかの肝障害の原因の除外、の3つを満たすことによって診断される。肝組織内CMVの存在は、組織病理学的、ウイルス培養、迅速同定、免疫組織染色、または*in situ* hybridization にて証明する[7]。しかしながら、実際には、血液検査における肝酵素の上昇に加え、血中のCMVアンチゲネミア法やCMV PCR法、血清抗体のパターンなどによってCMV肝炎を疑い、病状の進行や治療反応性によって診断する場合もある。

CMV肝炎の肝生検の組織病理学的所見は、門脈域を中心とした単核球浸潤が特徴である。肝移植後CMV肝炎の組織病理学的所見の特徴としてmicro abscessの頻度が高いことも報告されている[1)14]。しかしながら、炎症細胞浸潤の程度などの組織病理学的所見は、宿主の免疫状態によって大きく異なるため、肝組織中のCMV封入体やCMV抗原の検出が診断に重要である。

6. 治療

　CMV肝炎に対する予防法や治療法は確立していない。GCV投与が有効であること、無治療で改善する例があることが報告されている。予防法や治療法はほかのCMV感染症と同様に行われている。

　Payaらの報告では、病状の悪い6例にGCVが投与され、5例は改善し、1例はCMVとは関連しない播種性カンジダ症で死亡している。肝障害が軽度の症例は無治療で改善している。CMV肝炎から急性肝不全や不可逆性の肝障害へと進行した例は認めていない[9]。Seehoferらの報告では、全例にアシクロビル（ACV）の予防投与が行われ、CMV肝炎発症例にはGCVの14日以上の治療が行われている（加えてCMV免疫グロブリン投与が行われた例もある）。CMV肝炎発症例では非発症例と比較してグラフト生存率が有意に低いが、CMV肝炎発症時に既にグラフト不全となっていた3例を除くと有意差は認めていない。CMV肝炎に起因するグラフト不全例はなく、CMV肝炎の長期の合併症は認めなかったと報告している。CMV肝炎の再発を2例に認めている（初回感染後6週後と9ヵ月後）[10]。

　臓器移植後のCMV肝炎の報告は限られている。肝移植以外の臓器移植後のCMV肝炎の報告はほとんどなく、頻度は低いと考えられるが、その実態は不明であり今後の症例の蓄積が必要である。

参考文献

1) Da Cunha T, Wu GY. Cytomegalovirus Hepatitis in Immunocompetent and Immunocompromised Hosts. J Clin Transl Hepatol 9(1)：106-115, 2021.

2) Fakhreddine AY, Frenette CT, Konijeti GG. A Practical Review of Cytomegalovirus in Gastroenterology and Hepatology. Gastroenterol Res Pract 2019：6156581, 2019.

3) Kunno A, Abe M, Yamada M, et al. Clinical and histological features of cytomegalovirus hepatitis in previously healthy adults. Liver 17(3)：129-132, 1997.

4) Kotton CN, Kumar D, Caliendo AM, et al. The Third International Consensus Guidelines on the Management of Cytomegalovirus in Solid-organ Transplantation. Transplantation 102(6)：900-931, 2018.

5) Lemonovich TL, Watkins R. Update on cytomegalovirus infections of the gastrointestinal system in solid organ transplant recipients. Curr Infect Dis Rep 14(1)：33-40, 2012.

6) Razonable R. Cytomegalovirus infection after liver transplantation；current concepts and challenges. World J Gastroenterol 14(31)：4849-4860, 2008.

7) Razonable RR, Humar A. Cytomegalovirus in solid organ transplant recipients；Guidelines of the American Society of Transplantation Infectious Diseases Community of Practice. Clin Transplant 33(9)：e13512, 2019.

8) Yu YD, Park GC, Park PJ, et al. Cytomegalovirus infectionassociated fulminant hepatitis in an immunocompetent adult requiring emergency livingdonor liver transplantation；report of a case. Surg Today 43(4)：424-428, 2013.

9) Paya CV, Hermans PE, Wiesner RH, et al. Cytomegalovirus hepatitis in liver transplantation；prospective analysis of 93 consecutive orthotopic liver transplantations. J Infect Dis 160(5)：

752-758, 1989.

10) Seehofer D, Rayes N, Tullius SG, et al. CMV hepatitis after liver transplantation；incidence, clinical course, and long-term follow-up. Liver Transpl 8(12)：1138-1146, 2002.

11) Soape MP, Rahimi RS, Spak CW, et al. Case Report of a Rare Presentation of Isolated Cytomegalovirus Hepatitis After Renal Transplantation. Prog Transplant 28(3)：296-298, 2018.

12) Cakaloglu Y, Devlin J, O'Grady J, et al. Importance of concomitant viral infection during late acute liver allograft rejection. Transplantation 59(1)：40-45, 1995.

13) Manez R, White LT, Linden P, et al. The influence of HLA matching on cytomegalovirus hepatitis and chronic rejection after liver transplantation. Transplantation 55(5)：1067-1071, 1993.

14) Lautenschlager I, Halme L, Hockerstedt K, et al. Cytomegalovirus infection of the liver transplant；virological, histological, immunological, and clinical observations. Transpl Infect Dis 8(1)：21-30, 2006.

6 ｜ CMV心筋炎

　臓器移植後に生じるCMV心筋炎の診断は、免疫抑制薬が十分に投与され拒絶が臨床的に生じにくいにもかかわらず、急に動悸、不整脈、体動時の呼吸困難感という心症状を呈し、心筋逸脱酵素の上昇や心電図で心筋疾患を疑わせるQRS幅増大やST-T変化を観察する場合に疑う。心臓移植の場合、一般的にはCMV抗原検査、核酸定量検査結果をもとに心筋生検組織に巨細胞化した感染細胞、好塩基性の核内封入体がみられれば確定診断される[1]。この際、急性細胞性拒絶反応と混同してはならない。

参考文献　1) Ljungman P, Griffiths P, Paya C. Definitions of Cytomegalovirus Infection and Disease in Transplant Recipients. Clinical Infectious Diseases 34：1094-1097, 2002.

7 ｜ CMV腎炎・膀胱炎

　主な移植後ウイルス性腎炎(あるいは腎症)にはポリオーマウイルス、アデノウイルス、そしてCMVによる腎炎がある。この中で、CMV腎炎の頻度は稀である。

　移植腎へのCMV感染部位は、糸球体、尿細管および間質、尿管などがある。糸球体や尿細管間質感染では、移植腎機能低下が認められ、生検で発見されることがある。尿管感染では発熱、下腹部痛、尿管狭窄、移植腎機能低下がみられる。発生時期は移植後数週から数ヵ月、1年以上経過してからの発生例もある。尿細管間質型に比べ糸球体感染は稀とされているが、糸球体血管内皮には遠位尿細管上皮同様に腫大と核内封入体形成がみられ、"Owl's eye"(フクロウの眼)形成封入体を観察することがある。尿細管炎もみられる。抗CMV抗体

による免疫染色により、感染細胞の細胞核や胞体にCMV抗原が検出される[1)-3)]。

　Swansonら[4)]は24年間に施行した6,490例のCMV腎症の発症率を検討した。

　CMV腎症の診断は、CMV QNAT（quantitative nucleic acid testing；定量核酸増幅法）によるCMV血症と抗CMV抗体を用いた免疫染色法で陽性とした。その結果、CMV腎炎は6,490例中13例（0.2%）であった。診断は移植後2.6～15.6ヵ月（中央値7.0ヵ月）であった。13例中6例（46%）はD+/R–、移植腎生検時のCMV DNA値は中央値376,000I U/mL（range：87,000～6,460,000）、主たる組織所見はCMV尿細管間質炎（n＝6/13；46%）に引き続くCMV糸球体炎（n＝7/13；54%）であった。13例中5例（38%）の死亡を含め、大多数（n＝11/13；85%）の症例では移植腎機能が廃絶していた。13例中5例は急性拒絶反応と診断されている。特にCMV尿細管間質炎はCMV糸球体炎に比べ、拒絶反応と診断されている傾向にあった。CMV腎症は稀な疾患であるが、腎移植では予後不良である、と結論づけている。Morgantettiら[5)]は12の症例報告論文をレビューし、D+移植がCMV腎症に最も影響していた、としている。HE染色で90%以上の症例でウイルスによる影響を組織学的に確認でき、多くの症例では移植腎機能は回復している、と報告している。症例報告が散見されるが系統立った研究報告はほかにはない。また、腎移植以外の臓器移植での報告もない。

　一方、臓器移植後のCMV膀胱炎はさらに極めて稀である。CMVによる出血性膀胱炎は造血幹細胞移植後の報告がほとんどであり、PubMed検索では臓器移植後CMV膀胱炎は症例報告のみである[6)]。

参考文献

1) 金綱友木子. 移植腎のウイルス性腎症. 腎生検病理アトラス, 日本腎病理協会, 日本腎臓学会（編）, pp342-349, 東京医学社, 東京, 2017.

2) Vichort AA, Formica Jr RN, Moeckel GW. Cytomegalovirus glomerulopathy and cytomegalovirus interstitial nephritis in sequential transplant kidney biopsies. Am J Kidney Dis 63：536-539, 2014.

3) Rane S, Nada R, Minz M, et al. Spectrum of cytomegarovirus-induced renal allograft recipients. Transplant Proc 44：713-716, 2012.

4) Swanson KJ, Djamali A, Jorgenson MRT, et al. Cytomegarovirus nephrotis in kidney recipients；Epidemiology and outcomes of an uncommon diagnosis. Transplant Infect Dis 23：e13702, 2021.

5) Morgantetti GF, Balancin ML, de Medeiros GA, et al. Cytomegalovirus infection in kidney allografts；a review of literature. Transl Androl Urol 8(Supple 2)：S192-S197, 2019.

6) Ersan S, Yorukoglu K, Set M, et al. Unsual case of sever late-onset cytomegalovirusinduced hemorrhagic systitis and ureteritis in a renal transplant patient. Ren Fail 34：247-250, 2021.

CHAPTER **VII**

小児CMV感染の特徴

CMV感染症は、固形臓器移植後の小児においても、重篤な合併症や死亡の原因となりうるため[1][2]、CMV感染症の予防法の確立は重要な問題である。

小児固形臓器移植レシピエントにおけるCMV感染、予防、治療の戦略は概ね成人と同様の考え方で対応可能であるが、一方で、成人と比べて小児ではエビデンスが不足していることや小児特有の問題点があるため、成人と異なる点には注意を要する。そこで、本稿では小児固形臓器移植レシピエントにおけるCMV感染について、成人との比較を中心に解説する。

1 ｜ 疫　学

1. CMV感染の頻度

小児固形臓器移植レシピエントは、成人に対し、移植時にCMV未感染（R-）の割合が多い。このため、小児の臓器移植後はドナー臓器由来のCMV感染のみならず、輸血や、ほかの乳幼児または同胞を介したCMV初感染も問題となる。例として、小児肺移植患者を対象とした研究では、D-/R-患児の約7％が、1年以内にCMV初感染をきたしていたとされる[3]。また、移植後のCMV感染の頻度が高いことにより、潜在的にCMV感染症のリスクが高いと考えられている。

抗ウイルス薬の予防投与（prophylaxis）や先制治療（preemptive therapy）が導入される以前の小児臓器移植レシピエントにおけるCMV感染症の頻度は、肝で40％、腎で15％、心で13％、肺で14％、小腸で7％とそれぞれ報告されている[2][4]-[7]。

幸い、CMVに対する予防戦略の普及とともに、CMV感染症の頻度は減少傾向にある。肝移植後では、3％から16％へと減少したと報告されている[8]-[12]。抗ウイルス薬による予防を行うことにより、移植後早期のCMV感染症は減少した一方で、遅発性CMV感染症が増加する（最大で9％）など新たな問題も生じている[9][11]。

2. CMV感染の危険因子

CMV感染のリスクは、小児においても成人と同様に、移植ドナーと移植候補者・レシピエントの血清学的評価の組み合わせや、移植臓器の種類、拒絶反応に対する予防戦略などによって異なる。

a. 移植ドナー（D）と候補者・レシピエント（R）の血清学的評価（CMV IgG）

成人と同様に、D+/R-が高リスク、D+/R+もしくはD-/R+は中間リスク、D-/R-は低リスクとされている[13]。本邦からの報告でも、先制治療を前提とした小児生体肝移植レシピエントにおいて、CMV感染の頻度はD+/R-で69％、D+/R+50％、D-/R+18％、D-/R-5％であった[12]。

　18ヵ月未満の小児では、母体からの移行抗体により、CMV未感染の小児においてもCMV IgGが陽性となる(R+)ことがある。この偽陽性の結果により、リスクを過小評価することがないよう、米国移植学会のガイドラインでは、移植前の評価として尿のCMV QNAT(定量核酸増幅法)またはウイルス培養の実施を推奨している[13]。これはCMVに感染した乳児が長期間尿中にCMVを排泄する、という現象を利用したものである。尿中CMVが陽性ならR+とし、陰性ならリスクの高い方を採用する(つまり、D+であればR−、D−であればR+とする)[13]。また尿中CMV QNATの実施が困難な場合は、最も高リスクとなるように解釈する(D+ならR−、D−ならR+と解釈する)。

　18ヵ月未満の小児がドナーとなる場合、CMV IgG陽性(D+)は、真の陽性と解釈して対応することが推奨される[13]。

b. 移植臓器の種類

　肺移植と小腸移植はCMV感染症の高リスクと考えられている。これは頻度だけでなく、感染症の重症度なども勘案した結果であり、これらの臓器では原則として抗ウイルス薬の予防投与が推奨されている[1]。

C. 免疫抑制薬

　抗胸腺グロブリン(ATG)などのT細胞を除去する薬剤の使用は、CMV感染、CMV感染症のリスクを上げるとする報告が多い[14]。

d. 基礎疾患

　本邦の報告で、小児生体肝移植レシピエントにおいて、原疾患が劇症肝炎であることがCMV感染のリスク因子の1つであった[12]。

3. CMV感染の間接効果

　CMV感染による間接効果(生命予後、日和見感染や移植片喪失、急性細胞性拒絶などの増加)についてのデータは、成人に比べ乏しい。多くの論文が後ろ向き研究で、サンプル数が少ない、などの問題により成人ほど明確な結論は証明されていない。小児では、腎移植においてCMV DNA血症と移植片機能(推定糸球体濾過量)の低下とに有意な関連があることが多施設後ろ向きコホート研究で示されている[15]。

　一方で、腎移植以外の固形臓器移植においては、CMV感染による明確な間接効果は示されていない[14]。

4. 免疫学的モニタリング

　CMV特異的T細胞のモニタリングにより、CMVの治療期間や予防投与を最適化する目的

で2019年より前向き介入研究が行われているが、まだ結果は出ていない[16]。

2 治療・予防

1. CMV感染に対する予防戦略

まず、CMV初感染を防ぐために、リスクの高い移植、例えば、小腸、肺、心臓の移植におけるCMV D-/R-の患者には、白血球除去もしくはCMV陰性の血液製剤を使用することが推奨される[14]。

CMV感染症の予防法として、抗ウイルス薬の予防投与、先制治療、または短期間の予防投与に続いてウイルス量をモニタリングするハイブリッド法がある[14]。小児では直接的な有効性の比較検討はされていないものの、予防投与、先制治療、ハイブリッド法のいずれも有効であるとされている[13]。国際ガイドラインにおける各小児固形臓器移植レシピエントのCMV感染リスクと予防方法の推奨について**表Ⅶ-1**に示す[14]。

a. 予防投与

小児レシピエントに対する抗ウイルス薬の予防投与を支持する多くのエビデンスがあるものの、抗ウイルス薬の長期投与は後述する骨髄抑制などの副作用を伴う。

b. 先制治療

抗ウイルス薬への曝露を減らし、抗ウイルス薬による副作用を回避できる可能性があるが、より頻回のウイルス量のモニタリングが必要で、抗ウイルス薬の治療を開始すべきウイルス量の閾値も明確ではない。

c. ハイブリッド法

短期間の予防投与後に先制治療を継続する方法である。小児では肝移植や心移植レシピエントにおいて有効であったとする報告がある[17][18]。これらの報告では、2～4週間程度、抗ウイルス薬の予防投与を行っているが、適正な期間は定まっていない[14]。

2. 抗ウイルス薬の選択

小児でもガンシクロビル（GCV）静注、バルガンシクロビル（VGCV）内服はどちらも、CMV感染・感染症の予防および治療に対して有用である[13]。各抗ウイルス薬の小児における投与量を**表Ⅶ-2**に示す。

GCVやVGCVの長期投与は、可逆性の骨髄抑制といった副作用が起こりうる。また、ヒトでは観察されていないものの、動物実験レベルで発がん性や精子形成への影響が示されてお

表Ⅶ-1　小児固形臓器移植レシピエントにおけるCMV予防戦略

移植臓器	serostatus	リスクレベル	推奨	代替案
小腸以外の全臓器	D−/R−	低	臨床症状のモニタリング	先制治療
腎	R+	中間	成人では3〜6ヵ月VGCVで予防*、もしくは先制治療	ハイブリッド2〜4週間予防後モニタリング*
	D+/R−	高	成人では3〜6ヵ月VGCVで予防*	
肝	D−/R+ D+/R+ D+/R−	中間〜高	GCV/VGCVで2〜4週間予防後モニタリング*、もしくは3〜4ヵ月VGCVで予防、もしくは先制治療*	
心	R+	中間	GCV/VGCVで2〜4週間予防後モニタリング、もしくは3ヵ月GCV/VGCVで予防*	
	D+/R−	高	GCV/VGCVで4週間予防後モニタリング、もしくは3ヵ月GCV/VGCVで予防*	
肺	R+	高	6〜12ヵ月GCV/VGCVで予防	ハイブリッド3ヵ月予防後モニタリング
	D+/R−	高	6〜12ヵ月GCV/VGCVで予防	
小腸#	D−/R−	低	先制治療、もしくは2週間GCVで予防後モニタリング	
	R+	高	2週間GCVで予防後モニタリング、もしくは3〜12ヵ月GCV/VGCVで予防	
	D+/R−	高	3〜12ヵ月GCV/VGCVで予防	

GCV：ガンシクロビル、VGCV：バルガンシクロビル
＊：T細胞が除去されるATG（抗胸腺細胞グロブリン）などを使用した場合はCMV感染やCMV感染症のリスクを上昇させるため、より長期の予防やより頻回のモニタリングを考慮する。
＃：小腸移植では、VGCV内服を選択する場合には、吸収不良に注意しながら使用する。
（文献14）を参照して作成)

り[19]、予防内服などの長期投与が想定される場合は事前に保護者への説明を考慮する。小児移植患者に対するGCVの長期投与（12週間）については安全性が示唆されている[20]。

　小児のVGCV内服の投与量は、体重換算（16〜17mg/kg/dose）の報告もされているが[21]、薬物動態を考慮すると体表面積換算［7×体表面積×クレアチニンクリアランス（Ccr）/回］での投与量の方が目標とするGCV area under the curve（AUC）を得ることができることが示されており[22)-24)]、各ガイドラインでは体表面積換算での投与量設計が推奨されている[13)14)]。

　海外のガイドラインではクレアチニンクリアランスの計算はSchwartzの式により求められる推算糸球体濾過量（eGFR）が用いられているが、日本人小児においては、「小児慢性腎臓

表Ⅶ-2 小児におけるCMV感染の予防および治療

薬	予防量	治療量	コメント
VGCV	7×BSA×Ccr/回 1日1回	7×BSA×Ccr/回 1日2回	長期投与による骨髄抑制に注意 体重換算の場合は16〜17mg/kg/回 1回あたりの最大投与量は900mg
GCV	5mg/kg/回 1日1回	5mg/kg/回 1日2回	長期投与による骨髄抑制に注意
ホスカルネット	推奨されない	60mg/kg/回 1日3回 もしくは 90mg/kg/回 1日2回	治療の第二選択薬 腎障害および電解質異常(K、Mg、Ca)に注意 GCV耐性CMV(UL-97変異)に対して使用
シドフォビル	推奨されない	5mg/kg 週1回×2週、その後2週間に1回	国内未承認薬 GCV耐性CMVに対して使用を考慮 腎機能障害に注意

CMV：サイトメガロウイルス、GCV：ガンシクロビル、VGCV：バルガンシクロビル
BSA：体表面積［＝(体重(kg)×身長(cm)÷3,600)の平方根］、Ccr：クレアチニンクリアランス(推算糸球体濾過量で代用)
(文献13)を参照して作成)

病(小児CKD)：小児の「腎機能障害の診断」と「腎機能評価」の手引き」のeGFR算出方法を参照して使用する[25]。もし、eGFRが150mL/min/1.73m^{2}を超えた場合は、150mL/min/1.73m^{2}として計算する[14]。

GCV耐性CMVが疑われる場合や骨髄抑制時のCMV感染症の治療において、GCVやVGCVの代替薬として、成人と同様にホスカルネットが使用可能である(**表Ⅶ-2**)。ただし、腎機能障害のリスクが高いため、ホスカルネットは予防には推奨されていない。本邦未承認薬のシドフォビルはGCV耐性CMV感染症の治療薬として、しばしば使用される。

近年、成人の造血幹細胞移植レシピエントにおけるCMV予防で使用されているレテルモビルは、小児への使用経験は乏しいものの[26)27]、骨髄抑制などの副作用の懸念が少ないため、今後、小児固形臓器移植レシピエントへの適用の拡大が検討されうるかもしれない。

3. 予防投与の期間

小児における予防投与の期間ははっきりと定まっていないため、経験的に、成人での投与期間(**表Ⅶ-1**)や移植臓器の種類を参考に投与期間を検討する。小児での予防期間は、14日から3ヵ月まで(施設によっては6ヵ月)との報告がある[13)14]。

4. ウイルス量のモニタリング

小児におけるモニタリングでも、成人と同様にQNATが推奨される[13]。先制治療を行う場合、CMV QNATは少なくとも12週間は週1回評価すべきである[13]。予防投与を行う場合、投与終了後最初の3ヵ月は遅発性CMV感染のリスクが高いことが知られているため、この

間はウイルスモニタリングを継続すべきである[13]。

5. CMV感染・感染症の治療

　小児の治療方針の原則は、成人と同様、抗ウイルス薬の投与と、免疫抑制薬の減量である。VGCV内服治療の適応は年齢や内服状況、腸管吸収に問題ないかなどの情報をもとに決定する。

　①CMV感染の場合、VGCV内服での治療開始が推奨される[13]。

　②軽症〜中等症のCMV感染症においては、GCV静注もしくはVGCV内服のいずれかで治療を開始する[13]。

　③重症例ではGCV静注での治療を開始する[13]。

　④臨床的に安定しており、ウイルス血症が低下傾向でよくコントロールされ、臨床症状も改善傾向であれば、GCV静注からVGCV内服への変更も可能である[13]。

6. CMV感染により有効な免疫抑制薬やその他の製剤の選択

　免疫抑制薬の種類によってCMV感染症のリスクが影響される。2016年に、多施設共同研究によって、小児腎移植患者の維持療法として、エベロリムスと少量シクロスポリンの投与の方が、従来型のタクロリムスもしくはシクロスポリン＋ミコフェノール酸モフェチル（MMF）よりもCMV感染とCMV感染症のリスクが低いことが示された[28]。

　免疫グロブリン静注（IVIG）、もしくは、CMV特異的免疫グロブリン（本邦未承認薬）は、CMV感染を予防するために抗ウイルス薬予防投与や先制治療と組み合わせて使用することが考慮される。小児においても免疫グロブリン製剤の使用に関してさまざまな報告があるものの[29,30]、その有効性に関しては議論が分かれる。特に、肝および腎移植ではその有効性は明らかでない[29,31]。一方で、心・肺移植の小さな研究では、有効性を認めたとする報告もある[30,32]。これを踏まえ、小児ではIVIG投与は通常推奨しないが、心・肺移植例、重症例や耐性CMV感染症例では使用を考慮してもよい[13]。

　研究段階ではあるが、CMV特異的T細胞輸注は小児においても難治性の耐性CMV感染症に対する治療法として症例報告が集積されており、今後国内でも臨床応用されることが期待されている[13,33,34]。

7. GCV耐性CMV

　小児に特化した研究によると、GCV耐性CMVの発生率はわずか2〜4％と低いことが示されている[35-37]。小児のGCV耐性CMV感染症の治療薬として現在使用できるのは、成人に使用されているものと同様であるが特にシドフォビルが国内未承認薬であるため、事実上使用可能な薬剤はホスカルネットのみである。

参考文献

1) Martin JM, Danziger-Isakov LA. Cytomegalovirus risk, prevention, and management in pediatric solid organ transplantation. Pediatr Transplant 15：229-236, 2011.

2) Florescu DF, Langnas AN, Grant W, et al. Incidence, risk factors, and outcomes associated with cytomegalovirus disease in small bowel transplant recipients. Pediatr Transplant 16：294-301, 2012.

3) Danziger-Isakov LA, Worley S, Michaels MG, et al. The risk, prevention, and outcome of cytomegalovirus after pediatric lung transplantation. Transplantation 87：1541-1548, 2009.

4) Bowman JS, Green M, Scantlebury VP, et al. OKT3 and viral disease in pediatric liver transplant recipients. Clin Transplant 5：294-300, 1991.

5) Iragorri S, Pillay D, Scrine M, Trompeter RS, et al. Prospective cytomegalovirus surveillance in paediatric renal transplant patients. Pediatr Nephrol 7：55-60, 1993.

6) Das BB, Prusty BK, Niu J, et al. Cytomegalovirus infection and allograft rejection among pediatric heart transplant recipients in the era of valganciclovir prophylaxis. Pediatr Transplant 24(8)：e13750, 2020.

7) Metras D, Viard L, Kreitmann B, et al. Lung infections in pediatric lung transplantation；experience in 49 cases. Eur J Cardiothorac Surg 15：490-494, discussion 5, 1999.

8) Green M, Michaels MG, Katz BZ, et al. CMV-IVIG for prevention of Epstein Barr virus disease and posttransplant lymphoproliferative disease in pediatric liver transplant recipients. Am J Transplant 6：1906-1912, 2006.

9) Bedel AN, Hemmelgarn TS, Kohli R. Retrospective review of the incidence of cytomegalovirus infection and disease after liver transplantation in pediatric patients；comparison of prophylactic oral ganciclovir and oral valganciclovir. Liver Transpl 18：347-354, 2012.

10) Nicastro E, Giovannozzi S, Stroppa P, et al. Effectiveness of Preemptive Therapy for Cytomegalovirus Disease in Pediatric Liver Transplantation. Transplantation 101：804-810, 2017.

11) Verma A, Palaniswamy K, Cremonini G, et al. Late cytomegalovirus infection in children；High incidence of allograft rejection and hepatitis in donor negative and seropositive liver transplant recipients. Pediatr Transplant 21(3)：2017.

12) Furuichi M, Fujiwara T, Fukuda A, et al. Fulminant Hepatic Failure as a Risk Factor for Cytomegalovirus Infection in Children Receiving Preemptive Therapy After Living Donor Liver Transplantation. Transplantation 100：2404-2409, 2016.

13) Razonable RR, Humar A. Cytomegalovirus in solid organ transplant recipients-Guidelines of the American Society of Transplantation Infectious Diseases Community of Practice. Clin Transplant 33：e13512, 2019.

14) Kotton CN, Kumar D, Caliendo AM, et al. The Third International Consensus Guidelines on the Management of Cytomegalovirus in Solid-organ Transplantation. Transplantation 102：900-931, 2018.

15) Höcker B, Zencke S, Krupka K, et al. Cytomegalovirus Infection in Pediatric Renal Transplantation and the Impact of Chemoprophylaxis With(Val-) Ganciclovir. Transplantation 100：862-870, 2016.

16) Patel M, Stefanidou M, Long CB, et al. Dynamics of cell-mediated immune responses to

cytomegalovirus in pediatric transplantation recipients. Pediatr Transplant 16：18-28, 2012.

17）Madan RP, Campbell AL, Shust GF, et al. A hybrid strategy for the prevention of cytomegalovirus-related complications in pediatric liver transplantation recipients. Transplantation 87：1318-1324, 2009.

18）Lin A, Worley S, Brubaker J, et al. Assessment of Cytomegalovirus Hybrid Preventative Strategy in Pediatric Heart Transplant Patients. J Pediatric Infect Dis Soc 1：278-283, 2012.

19）Neyts J, Jähne G, Andrei G, et al. *In vivo* antiherpesvirus activity of N-7-substituted acyclic nucleoside analog 2-amino-7-［(1,3-dihydroxy-2-propoxy)methyl］purine. Antimicrob Agents Chemother 39：56-60, 1995.

20）Spivey JF, Singleton D, Sweet S, et al. Safety and efficacy of prolonged cytomegalovirus prophylaxis with intravenous ganciclovir in pediatric and young adult lung transplant recipients. Pediatr Transplant 11：312-318, 2007.

21）Pappo A, Peled O, Berkovitch M, et al. Efficacy and Safety of a Weight-based Dosing Regimen of Valganciclovir for Cytomegalovirus Prophylaxis in Pediatric Solid-organ Transplant Recipients. Transplantation 103：1730-1735, 2019.

22）Villeneuve D, Brothers A, Harvey E, et al. Valganciclovir dosing using area under the curve calculations in pediatric solid organ transplant recipients. Pediatr Transplant 17：80-85, 2013.

23）Asberg A, Bjerre A, Neely M. New algorithm for valganciclovir dosing in pediatric solid organ transplant recipients. Pediatr Transplant 18：103-111, 2014.

24）Bradley D, Moreira S, Subramoney V, et al. Pharmacokinetics and Safety of Valganciclovir in Pediatric Heart Transplant Recipients 4 Months of Age and Younger. Pediatr Infect Dis J 35：1324-1328, 2016.

25）小児慢性腎臓病（小児 CKD）；小児の「腎機能障害の診断」と「腎機能評価」の手引き．2019（http：//www.jspn.jp/guideline/pdf/20191003_01.pdf）．

26）Styczyński J, Tridello G, Xhaard A, et al. Use of letermovir in off-label indications；Infectious Diseases Working Party of European Society of Blood and Marrow Transplantation retrospective study. Bone Marrow Transplant 56：1171-1179, 2021.

27）Pérez Marín M, Decosterd LA, Andre P, et al. Compassionate Use of Letermovir in a 2-Year-Old Immunocompromised Child With Resistant Cytomegalovirus Disease. J Pediatric Infect Dis Soc 9：96-99, 2020.

28）Höcker B, Zencke S, Pape L, et al. Impact of Everolimus and Low-Dose Cyclosporin on Cytomegalovirus Replication and Disease in Pediatric Renal Transplantation. Am J Transplant 16：921-929, 2016.

29）Krampe K, Briem-Richter A, Fischer L, et al. The value of immunoprophylaxis for cytomegalovirus infection with intravenous immunoglobulin in pediatric liver transplant recipients receiving a low-dose immunosupressive regimen. Pediatr Transplant 14：67-71, 2010.

30）Ranganathan K, Worley S, Michaels MG, et al. Cytomegalovirus immunoglobulin decreases the risk of cytomegalovirus infection but not disease after pediatric lung transplantation. J Heart Lung Transplant 28：1050-1056, 2009.

31）Jongsma H, Bouts AH, Cornelissen EA, et al. Cytomegalovirus prophylaxis in pediatric kidney transplantation；the Dutch experience. Pediatr Transplant 17：510-517, 2013.

32）Snydman DR, Kistler KD, Ulsh P, et al. Cytomegalovirus prevention and long-term recipient and graft survival in pediatric heart transplant recipients. Transplantation 90 : 1432-1438, 2010.

33) Miele M, Gallo A, Di Bella M, et al. Successful Use of Heterologous CMV-Reactive T Lymphocyte to Treat Severe Refractory Cytomegalovirus(CMV) Infection in a Liver Transplanted Patient ; Correlation of the Host Antiviral Immune Reconstitution with CMV Viral Load and CMV miRNome. Microorganisms 9(4) : 684, 2021.

34) Ahlenstiel-Grunow T, Pape L. Virus-specific T cells in pediatric renal transplantation. Pediatr Nephrol 36 : 789-796, 2021.

35) Kim YJ, Boeckh M, Cook L, et al. Cytomegalovirus infection and ganciclovir resistance caused by UL97 mutations in pediatric transplant recipients. Transpl Infect Dis 14 : 611-617, 2012.

36) Martin M, Goyette N, Ives J, et al. Incidence and characterization of cytomegalovirus resistance mutations among pediatric solid organ transplant patients who received valganciclovir prophylaxis. J Clin Virol 47 : 321-324, 2010.

37) Varela-Fascinetto G, Benchimol C, Reyes-Acevedo R, et al. Tolerability of up to 200 days of prophylaxis with valganciclovir oral solution and / or film-coated tablets in pediatric kidney transplant recipients at risk of cytomegalovirus disease. Pediatr Transplant 21(1) : 2017.

VIII

臓器移植関連
CMV感染への対応（臓器別）

1 ■ 移植前検査

CQ VIII-1-1

生体臓器移植前のドナー / レシピエントの検査法は何か

■ステートメント

[臓器共通]

生体臓器ドナーとレシピエントは移植前にCMV IgG 抗体価を測定する。

〈 推奨グレード 強　エビデンスレベル A 〉

[腎]

すべての生体腎ドナーおよびレシピエントは移植前にCMV IgG 抗体価を測定する。

〈 推奨グレード 強　エビデンスレベル B 〉

[肝]

すべての生体肝ドナーとレシピエントは移植前にCMV IgG 抗体価を測定する。

〈 推奨グレード 強　エビデンスレベル A 〉

[膵]

ドナー / レシピエントの血清抗CMV 抗体のスクリーニングが推奨される。

〈 推奨グレード 強　エビデンスレベル A 〉

[肺]

ドナー / レシピエントの検査法は脳死肺移植前検査に準じて行うことが推奨される。

〈 推奨グレード 強　エビデンスレベル C 〉

[小腸]

ドナー / レシピエント双方がCMV 既感染かどうかの検査（CMV IgM/IgG 抗体検査）が行われる。また再移植前や免疫抑制下などの場合はCMV抗原血症検査（アンチゲネミア）や定量PCR 検査が行われる場合もある。

〈 推奨グレード 弱　エビデンスレベル D 〉

■ 解　説 ■

［腎］

　腎移植レシピエントのCMV感染症は移植後の長期予後を規定する主要な因子の1つである。既存のガイドライン[1)2)]では、腎移植後のCMV感染リスクを評価するため、すべてのドナー、レシピエントにELISA法による移植前のCMV IgG抗体測定を強く推奨している。ドナー、レシピエントそれぞれのCMV IgG 抗体保有状態により、抗体陽性ドナー（D+）/抗体陽性レシピエント（R+）、D+/抗体陰性レシピエント（R–）、抗体陰性ドナー（D–）/R+、D–/R– の4カテゴリーに層別化する。

　近年、CMVに特異的な細胞性免疫反応の有無を移植前にスクリーニングする有用性が示されている。Cantisanら[3)]は、Quantiferon-CMV assayを用いて、55名の肺および腎移植患者における移植前のCMV IgG抗体価と細胞性免疫との相関関係を報告している。R–はすべてIFN-γ分泌が感度以下であり、R+のうち1/3でも同様にIFN-γ分泌が感度以下であった。この不一致の結果を有する患者は、移植後のCMV再活性化リスクが10倍に上昇していた。ELISPOT-CMV assayを用いたBestardら[4)]の研究によると、腎移植患者137名において、主要CMV抗原であるIE-1（immediate early protein-1）に対する移植前のT細胞反応が低かったレシピエントは、抗ウイルス薬の予防投与または先制治療や、リンパ球除去抗体を用いた治療の有無にかかわらずCMV感染症のリスクが上昇していた。さらに近年実施されたランダム化比較試験（randomized controlled trial；RCT）において、移植前のCMV特異的T細胞の評価が移植後CMV感染症リスク評価に有用であることが示された[5)]。

　将来的に移植前の細胞性免疫評価が臨床応用されれば、CMV感染リスクに関する移植前評価の精度がさらに高まると考えられる。

［肝］

　肝移植レシピエントの移植後CMV感染症の危険性を層別化するために、すべての生体肝ドナーとレシピエントは移植前にCMV IgG抗体価を測定すべきである（ドナー/レシピエントのserologyによるリスク層別化については後述）[1)2)]。一方でCMV IgMの測定は推奨されない[3)]。ドナー/レシピエントいずれにおいても、移植前検査でCMV IgG陰性の場合は、移植当日にも測定を追加することが推奨される。移植前に輸血や血液製剤を投与されているレシピエントにおいては血液製剤からの受動的なCMV抗体価の上昇による偽陽性が想定されるため注意が必要である。ドナー CMV IgG価が境界域や判定不能の場合はD+と考えるべきである。レシピエント CMV IgG価が境界域や判定不能の場合は、D+のケースではR–とみなし、D–のケースではR+とみなし対応することが推奨される[1)2)4)5)]。

［膵］

　本邦において生体膵移植は2020年までに27例施行されている[1)2)]。法改正後、年間30〜40例の脳死膵移植が行われていること、生体膵移植が保険適応されていないことから、本邦における生体膵移植はかなり症例が限定されると考えられる。本邦における12例の生体膵移植の報告[3)]では移植後5例（41.7％）のCMV感染症の合併が報告されている。ほかの固形臓器移植同様に生体間で移植が行われる場合は、ドナー／レシピエントに対する血清抗CMV抗体価のスクリーニングが強く推奨される[4)5)]。

［肺］

　近年、日本を除いて世界的に生体肺移植が行われなくなっている。年間10〜20例の生体肺移植が継続して行われている日本では、ドナーにおいては、抗CMV IgG抗体価が測定され、レシピエントにおいては、抗CMV IgG抗体とCMV抗原血症法でのスクリーニングが術前検査として行われている[1)]。

［小腸］

　生体小腸移植前にCMV既感染の有無をCMV IgM/IgG抗体検査で調べることは、術後のCMV感染症の発症リスク評価に有用である。特にドナー陽性／レシピエント陰性（D+/R–）の場合は、CMV感染症の発症リスクが高く、術後に予防投薬が必要かどうかの検討に有用である。また再移植例や免疫抑制下の場合は、生体小腸移植前のCMV感染症の診断・治療のためにアンチゲネミア法や定量PCR検査をすることが望ましい。

参考文献

［腎］

1）Kotton CN, Kumar D, Caliendo AM, et al. The third international consensus guidelines on the Management of Cytomegalovirus in solid-organ transplantation. Transplantation 102(6)：900-931, 2018.

2）Razonable RR, Humar A. Cytomegalovirus in solid organ transplant recipients-Guidelines of the American Society of Transplantation Infectious Diseases Community of Practice. Clin Transplant 33：e13512, 2019.

3）Cantisan S, Lara R, Montejo M, et al. Pretransplant interferon-gamma secretion by CMVspecific CD8[+] T cells informs the risk of CMV replication after transplantation. Am J Transplant Off J Am Soc Transplant Am Soc Transplant Surg 13(3)：738-745, 2013.

4）Bestard O, Lucia M, Crespo E, et al. Pretransplant immediately early-1-specific T cell responses provide protection for CMVinfection after kidney transplantation. Am J Transplant 13(7)：1793-1805, 2013.

5）Jarque M, Crespo E, Melilli E, et al. Cellular Immunity to Predict the Risk of Cytomegalovirus Infection in Kidney Transplantation；A Prospective, Interventional, Multicenter Clinical

Trial. Clin Infect Dis 71(9)：2375-2385, 2020.

［肝］

1) Razonable RR, Humar A. Cytomegalovirus in solid organ transplant recipients-Guidelines of the American Society of Transplantation Infectious Diseases Community of Practice. Clin Transplant 33(9)：e13512, 2019.

2) Kotton CN, Kumar D, Caliendo AM, et al；The Transplantation Society International CMVConsensus Group. The Third International Consensus Guidelines on the Management of Cytomegalovirus in Solid-organ Transplantation. Transplantation 102(6)：900-931, 2018.

3) Lagrou K, Bodeus M, Van Ranst M, et al. Evaluation of the new architect cytomegalovirus immunoglobulin M(IgM), IgG, and IgG avidity assays. J Clin Microbiol 47(6)：1695-1699, 2009.

4) Meesing A, Razonable RR. Pharmacologic and immunologic management of cytomegalovirus infection after solid organ and hematopoietic stem cell transplantation. Expert Rev Clin Pharmacol 11(8)：773-778, 2018.

5) Manuel O, Pang XL, Humar A, et al. An assessment of donor-to-recipient transmission patterns of human cytomegalovirus by analysis of viral genomic variants. J Infect Dis 199 (11)：1621-1628, 2009.

［膵］

1) Ito T, Kenmochi T, Aida N, et al. Impact of the revision of the law on pancreatic transplants in Japan；An analysis of the Japanese Pancreas Transplants Registry. J Hepatobiliary Pancreat Sci 28(4)：353-364, 2021.

2) 富丸　慶，伊藤　壽，剣持　敬，日本膵・膵島移植研究会膵臓移植班膵臓移植症例登録委員会事務局. 本邦膵移植症例登録報告(2020). 移植55(3)：277-283, 2020.

3) Kenmochi T, Asano T, Maruyama M, et al. Living donor pancreas transplantation in Japan. J Hepatobiliary Pancreat Sci 17(2)：101-107, 2010.

4) Kotton CN, Kumar D, Caliendo AM, et al. The Third International Consensus Guidelines on the Management of Cytomegalovirus in Solid-organ Transplantation. Transplantation 102 (6)：900-931, 2018.

5) Razonable RR, Humar A. Cytomegalovirus in solid organ transplant recipients-Guidelines of the American Society of Transplantation Infectious Diseases Community of Practice. Clin Transplant 33(9)：e13512, 2019.

［肺］

1) Ohata K, Chen-Yoshikawa TF, Takahashi K, et al. Cytomegalovirus infection in living-donor and cadaveric lung transplantation. Interact Cardiovasc Thorac Surg 25：710-715, 2017.

［小腸］

該当なし

脳死下・心停止後臓器提供のドナー検査は必要か

■ステートメント

[臓器共通]

臓器摘出術前にドナーのCMV IgG 抗体価の有無を確認する必要がある。

〈 推奨グレード 強　エビデンスレベルB 〉

[腎]

臓器摘出術前にドナーのCMV IgG 抗体価の有無を確認する必要がある。

〈 推奨グレード 強　エビデンスレベルB 〉

[肝]

移植前にドナーのCMV IgG 抗体価を測定する。

〈 推奨グレード 強　エビデンスレベル B 〉

[膵]

ドナーの血清抗CMV抗体検査が推奨される。

〈 推奨グレード 強　エビデンスレベル A 〉

[心]

ドナーの抗CMV IgG 抗体価を測定する必要がある。

〈 推奨グレード 強　エビデンスレベルA 〉

[肺]

ドナー検査の抗CMV IgG 抗体価を測定するように推奨する。

〈 推奨グレード 強　エビデンスレベル A 〉

[小腸]

移植後の適切なCMVモニタリング、CMV感染に対する予防的、先制的治療を行えば、必ずしも脳死下・心停止後臓器提供ドナーの検査は必要とされない。

〈 推奨グレード 弱　エビデンスレベル B 〉

━ 解　説 ━

[腎]

　PubMedと医中誌（医学中央雑誌刊行会）で2000年以降の文献を検索した。

　脳死下・心停止後臓器提供のドナーは、腎摘出前にELISA法で抗CMV IgG抗体価を測定してドナー側のCMV感染状況（serostatus）を把握する。レシピエント候補のCMV感染の

serostatusとともに、腎移植後CMV感染症の発症リスクを層別化しておくことが重要である。献腎移植自体は、CMV感染症発症のリスク因子である[1)-5)]。本邦と違い献腎移植が多い米国では、CMV感染症の発症を予防する目的で、レシピエント候補CKD患者がCMV IgG抗体陰性であれば、CMV IgG抗体陰性の献腎ドナーをマッチングさせる試みがなされている[6)]。

［肝］

移植後CMV感染症の危険性を層別化するために、すべての脳死肝ドナーは移植前にCMV IgG抗体価を測定すべきである（ドナー/レシピエントのserologyによる層別化については後述）[1)2)]。一方でCMV IgMの測定は推奨されない[3)]。臓器提供前検査でCMV IgG陰性の場合は、臓器摘出当日にも測定を追加することが推奨される。脳死肝ドナー CMV IgG価が境界域や判定不能の場合はD+と考えるべきである。レシピエント CMV IgG価が境界域や判定不能の場合は、D+のケースではR−とみなし、D−のケースではR+とみなして対応することが推奨される[1)2)4)5)]。

［膵］

すべての固形臓器移植において、移植前のドナーとレシピエントの血清抗CMV抗体スクリーニングを行い、移植後のCMV感染症のリスク評価を行うことは強く推奨されている[1)2)]。膵移植後のCMV感染症の合併率は10.2～51％と報告[3)4)]されており、血清抗CMV抗体検査の結果によるリスク評価とその結果に応じて考慮される抗ウイルス薬による予防治療によって合併率は大きく異なる。

Kaufmanら[5)]によると、移植後CMV感染症の合併率は、移植前ドナー抗CMV抗体陽性（D+）、レシピエント抗CMV抗体陰性（R−）のいわゆる高リスクの組み合わせでは40.6％であったのに対して、ドナー抗CMV抗体陰性（D−）、レシピエント抗CMV抗体陽性（R+）の組み合わせでは0％、D−/R−では2.8％、D+/R+では25.6％であったと報告している。またFallatahら[6)]は、高リスクであるD+/R−の組み合わせにおいて、抗ウイルス薬による予防治療にもかかわらず、44％がCMV感染症を合併したと報告している。

CMV感染症の合併は患者生存[5)]、拒絶合併率[7)]に影響を与えるとの報告もあり、そのリスク評価としての脳死下・心停止後臓器提供ドナーの血清抗CMV抗体検査は非常に重要であると考えられる。

［心］

ドナーとレシピエントのCMV感染状況（CMV血清学的結果）を知っておくことが、移植後のCMV感染に対する予防投与・先制治療を決定するため重要である[1)]。つまり、D+/R−の場合は初感染の高リスクとなり、またD+/R+の場合でも、免疫抑制薬の投与により潜伏していたCMVが再活性化し、感染症を発症することが多いためモニタリングは重要である。D−/

R–の場合は、低リスク群となる[2]。

ここで、CMV血清学的結果では、IgMは偽陽性を生じることもあり、CMV特異的IgGを測定する[3]。また、12ヵ月未満の小児のドナーとレシピエントにおいては、母親からの抗体移入が一時的に偽陽性の結果をもたらすこともあることに注意が必要である[1]。

［ 肺 ］

肺移植においても、すべての臓器移植と同様、術前に抗CMV IgG抗体価の測定を行うよう推奨する[1][2]。術前のドナーとレシピエントの抗CMV IgG抗体の有無によって、術後のCMV感染のリスクの層別化が可能であり、CMV予防の戦略が決定できるからである[1][2]。肺移植では、D+/R–のいわゆるミスマッチ症例は高リスク群といわれている。また、R+は中等度リスク群といわれている。本邦でもこれに倣って、脳死肺移植では、術前にできる限りの検査が行われている[3]。

心停止下臓器提供のドナー検査においては、症例数が少なく現時点での報告はないが、脳死下と同じ対応で実臨床は行われている。

［ 小腸 ］

脳死下・心停止後臓器提供ドナーのCMV感染検査の必要性についてまとまった報告はない。小腸移植後のCMV感染は高頻度でみられ、しばしば患者死亡やグラフト不全に至っていた。一方で、D–からの移植では、移植後のCMV腸炎のリスクが低いとされている[1][2]。しかし1990年代中頃より、CMV感染に関する予防的、先制的治療が行われるようになり、CMV感染による重篤な合併症は減少した。近年では、D–を優先的に選択する必要はないとの報告がある[3][4]。

参考文献

［腎］
1) Selvey LA, Lim WH, Boan P, et al. Cytomegalovirus viraemia and mortality in renal transplant recipients in the era of antiviral prophylaxis ; Lessons from the western Australian experience. BMC Infect Dis 17(1) : 501, 2017.
2) Keskinoglu A, Bulut IK, Taner S, et al. Cytomegalovirus experience in pediatric kidney transplantation in 26 years' time. Transplant Proc 52(10) : 3186-3191, 2020.
3) Reusing Jr JO, Feitosa EB, Agena F, et al. Cytomegalovirus prophylaxis in seropositive renal transplant recipients receiving thymoglobulin induction therapy ; Outcome and risk factors for late CMV disease. Transpl Infect Dis 20(5) : e12929, 2018.
4) Jehn U, Schuette-Nuetgen K, Bautz J, et al. Cytomegalovirus viremia after living and deceased donation in kidney transplantation. J Clin Med 9(1) : 252, 2020.
5) Futohi F, Saber A, Nemati E, et al. Human leukocyte antigen alleles and cytomegalovirus infection after renal transplantation. Nephro Urol Mon 7(6) : e31635, 2015.
6) Lockridge J, Roberts D, Olyaei A, et al. Cytomegalovirus serologic matching in deceased

donor kidney allocation optimizes high- and low-risk (D+R– and D–R–) profiles and does not adversely affect transplant rates. Am J Transplant 20(12) : 3502-3508, 2020.

［肝］

1) Razonable RR, Humar A. Cytomegalovirus in solid organ transplant recipients-Guidelines ofthe American Society of Transplantation Infectious Diseases Community of Practice. Clin Transplant 33(9) : e13512, 2019.

2) Kotton CN, Kumar D, Caliendo AM, et al ; The Transplantation Society International CMVConsensus Group. The Third International Consensus Guidelines on the Management of Cytomegalovirus in Solid-organ Transplantation. Transplantation 102(6) : 900-931, 2018.

3) Lagrou K, Bodeus M, Van Ranst M, et al. Evaluation of the new architect cytomegalovirus immunoglobulin M(IgM), IgG, and IgG avidity assays. J Clin Microbiol 47(6) : 1695-1699, 2009.

4) Meesing A, Razonable RR. Pharmacologic and immunologic management of cytomegalovirus infection after solid organ and hematopoietic stem cell transplantation. Expert Rev Clin Pharmacol 11(8) : 773-788, 2018.

5) Manuel O, Pang XL, Humar A, et al. An assessment of donor-to-recipient transmission patterns of human cytomegalovirus by analysis of viral genomic variants. J Infect Dis 199 (11) : 1621-1628, 2009.

［膵］

1) Kotton CN, Kumar D, Caliendo AM, et al. The Third International Consensus Guidelines on the Management of Cytomegalovirus in Solid-organ Transplantation. Transplantation. Jun 102(6) : 900-931, 2018.

2) Razonable RR, Humar A. Cytomegalovirus in solid organ transplant recipients-Guidelines of the American Society of Transplantation Infectious Diseases Community of Practice. Clin Transplant 33(9) : e13512, 2019.

3) Lo A, Stratta RJ, Egidi MF, et al. Patterns of cytomegalovirus infection in simultaneous kidney-pancreas transplant recipients receiving tacrolimus, mycophenolate mofetil, and prednisone with ganciclovir prophylaxis. Transpl Infect Dis 3(1) : 8-15, 2001.

4) Shah AP, Chen JM, Fridell JA. Incidence and outcomes of cytomegalovirus in pancreas transplantation with steroid-free immunosuppression. Clin Transplant 29(12) : 1221-1229, 2015.

5) Kaufman DB, Leventhal JR, Gallon LG, et al. Risk factors and impact of cytomegalovirus disease in simultaneous pancreas-kidney transplantation. Transplantation 72(12) : 1940-1945, 2001.

6) Fallatah SM, Marquez MA, Bazerbachi F, et al. Cytomegalovirus infection post-pancreaskidney transplantation ; results of antiviral prophylaxis in high-risk patients. Clin Transplant 27(4) : 503-509, 2013.

7) Ricart MJ, Malaise J, Moreno A, et al ; Euro SPKSG. Cytomegalovirus ; occurrence, severity, and effect on graft survival in simultaneous pancreas-kidney transplantation. Nephrol Dial Transplant 20(Suppl 2) : ii25-ii32, ii62, 2005.

［心］

1) Kotton CN, Kumar D, Caliendo AM, et al ; The Transplantation Society International CMVCG. The Third International Consensus Guidelines on the Management of Cytomegalovirus in Solid-organ Transplantation. Transplantation 102 : 900-931, 2018.

2) Costanzo MR, Dipchand A, Starling R, et al. The International Society of Heart and Lung Transplantation Guidelines for the care of heart transplant recipients. J Heart Lung Transplant 29 : 914-956, 2010.

3) Sarmiento E, Jaramillo M, Calahorra L, et al. Evaluation of humoral immunity profiles to identify heart recipients at risk for development of severe infections ; a multicenter prospective study. J Heart Lung Transplant 36 : 529-539, 2017.

［肺］

1) Razonable RR, Humar A. Cytomegalovirus in solid organ transplant recipients-Guidelines of the American Society of Transplantation Infectious Diseases Community of Practice. Clin Transplant 33(9) : e13512, 2019.

2) Kotton CN, Kumar D, Caliendo AM, et al. The third international consensus guidelines on the management of cytomegalovirus in solid-organ transplantation. Transplantation 102 : 900-931, 2018.

3) Ohata K, Chen-Yoshikawa TF, Takahashi K, et al. Cytomegalovirus infection in living-donor and cadaveric lung transplantation. Interact Cardiovasc Thorac Surg 25 : 710-715, 2017.

［小腸］

1) Sudan DL, Kaufman SS, Shaw BW Jr, et al. Isolated intestinal transplantation for intestinal failure. Am J Gastroenterol 95(6) : 1506-1515, 2000.

2) Fryer JP. The current status of intestinal transplantation. Curr Opin Organ Transplant 13(3) : 266-272, 2008.

3) Farmer DG, McDiarmid SV, Yersiz H, et al. Outcome after intestinal transplantation ; results from one center's 9-year experience ; discussion 1031-2. Arch Surg 36(9) : 1027-1031, 2001.

4) Tzakis AG. Cytomegalovirus prophylaxis with ganciclovir and cytomegalovirus immune globulin in liver and intestinal transplantation. Transpl Infect Dis 3(Suppl 2) : 35-39, 2001.

2 ■ 移植後感染モニタリング

CQ Ⅷ-2-1

モニタリングの検査法と頻度はどうすべきか

■ステートメント

[臓器共通]

検査法はCMV抗原血症検査（アンチゲネミア法）か核酸定量法（PCR法）が推奨される。
測定頻度は先制治療で移植後3ヵ月は週1回、予防投与で投与終了後3ヵ月は週1回。

〈 推奨グレード 強　エビデンスレベルA 〉

予防投与中の定期的モニタリングは推奨されない。

[腎]

CMV抗原血症検査（アンチゲネミア法）もしくは核酸定量法（PCR法）が推奨される。

〈 推奨グレード 強　エビデンスレベルA 〉

先制治療（preemptive therapy）の場合：(R+ or D+/R-)
腎移植後3ヵ月（12週）は週1回のモニタリングを推奨する。

〈 推奨グレード 弱　エビデンスレベルC 〉

予防投与（prophylactic therapy）の場合：(D+/R-) 予防投与中の定期的なモニタリングは推奨しない。

〈 推奨グレード 弱　エビデンスレベルC 〉

予防投与終了後3ヵ月（12週）は週1回のモニタリングを推奨する。

〈 推奨グレード 弱　エビデンスレベルC 〉

[肝]

全血か血漿でのpp65アンチゲネミア法あるいは核酸定量法（PCR法）である。
先制治療を選択する場合：最低でも週1回の検査を4ヵ月継続する。
予防投与を行う場合：投与終了後3ヵ月は予防治療関連遅発性CMV感染症対策として
週1回のモニタリングを実施する。

〈 推奨グレード 強　エビデンスレベル A 〉

[膵]

CMV抗原血症検査（アンチゲネミア法）もしくは核酸定量法（PCR法）が勧められる。
先制治療の場合：移植後3ヵ月間、週1回のモニタリング

予防投与を行う場合：予防投与終了後3ヵ月間、週1回のモニタリング

〈 推奨グレード 強　エビデンスレベル B 〉

[心]

CMV抗原血症検査(HRP-C7法あるいはC10/C11法)か核酸定量法(PCR法)を用いたモニタリングを、先制治療の場合は移植後3ヵ月間は毎週、予防投与の場合は投与期間終了後3〜6ヵ月間は行う。

〈 推奨グレード 強　エビデンスレベル B 〉

[肺]

CMV抗原血症検査(アンチゲネミア法)もしくは核酸定量法(PCR法)を用いた、定期的なモニタリングが推奨される。

〈 推奨グレード 強　エビデンスレベル A 〉

[小腸]

核酸定量法(PCR法)あるいはアンチゲネミア法が選択される。検査頻度については、移植後入院中は密にモニタリングし、その後は検査の間隔を広げていくことが望ましい。

〈 推奨グレード 弱　エビデンスレベル D 〉

解　説

[腎]

　PubMedと医中誌で2000年以降の文献を検索した。

　腎移植後CMV感染のモニタリングにおいて、CMV抗体の測定は移植後の診断意義はなく、ウイルス培養も感度が低く有用性は限られている[1]。腎移植後CMV感染のモニタリングにおいてはCMV抗原血症検査(アンチゲネミア法)およびCMV-DNA核酸定量法(PCR法)の2つが有用である[2)3)]。CMV抗原血症検査は末梢血白血球におけるCMV陽性細胞数を測定しており、白血球減少がある場合は検査が困難であること、白血球の寿命のために新鮮検体が必要であることに注意が必要である。また、半定量検査であることからcut off 値について国際的コンセンサスは得られていない[4]。CMV-DNA定量検査はCMV抗原血症検査と比較して、CMV感染を早期に見つけることができるため[5)6)]、欧米のガイドラインでは、CMV-DNA定量検査による移植後感染モニタリングが推奨されている[7)8)]。しかし、感度がよ過ぎることは不必要な治療につながる可能性がある。CMV感染症や長期予後に対するCMV-DNA定量検査とCMV抗原血症検査を比較した研究は検出できなかった。治療を開始するウイルス量の閾値が統一されていないことが問題である。

　本邦でもCMV-DNA定量検査が2020年8月より保険収載され、今後徐々に普及していくことが想定される。しかしCMV感染症や長期予後に対するウイルス量の閾値が明らかにな

るまでは、これまで本邦の多くの施設で使用されているCMV抗原血症検査も、しばらく併用されていく可能性が大きい[9)10)]。

　腎移植後の患者を対象にCMV感染症に対する異なるモニタリング頻度を比較検討した研究は検出できなかった。腎移植後患者においてCMVに対する予防治療の効果を検討した研究で、プラセボ群（未治療）では移植後12ヵ月以内にCMV感染症をD+/R−症例で45％、R+症例で6％発症し、すべて移植後3ヵ月以内の発症であった[11)]。また、先制治療の効果を検討した複数のRCTにおいて、先制治療群（R+ or D+/R−）では移植後12ヵ月以内のCMV感染症のうち3ヵ月以内の発症が89〜100％であった[12)-15)]。これらのRCTにおいては移植後3ヵ月までの週1回のモニタリングにて先制投与法は有効に行われた。上記の先行研究の試験デザインを参考に、先制治療においては移植後3ヵ月（12週）は1週間に1回の測定が推奨される。

　予防投与において、予防投与期間中のCMV感染症の発症頻度が非常に低いことが多くの先行研究にて報告されている[12)-15)]。予防投与期間中の定期的なモニタリングの意義は低く、推奨されない。

　腎移植後に予防投与が完了した後のCMV感染症のモニタリングについては、特にD+/R−患者においてlate onset CMV diseaseに進展するリスクが高く注意が必要である。29例のD+/R−腎移植患者を対象に90日間の予防投与を行った場合のCMV DNA血症は腎移植後中央値138日にみられた[16)]。R+ or D+/R−腎移植患者に90〜100日の予防投与を行った場合、予防投与終了から移植後1年までの間にCMV DNA血症・感染症をそれぞれ10〜50％、4〜9％で発症し、その多くが予防投与終了後3ヵ月以内に生じた[9)-12)]。D+/R−症例に対して予防投与を200日に延長しても、CMV DNA血症・感染症の多くは予防投与終了後から移植後1年までの間に発症した[17)18)]。また、予防投与後8週間のみのモニタリング[19)]、2週間ごとのモニタリング[20)]ではD+/R−腎移植後のlate onset CMVを捉えるうえで臨床的に有用でないことが示された。よって、予防投与においてはD+/R−症例に対して投与終了後3ヵ月（12週）は1週間ごとの測定が推奨される。

［肝］

　肝移植後のCMV感染のモニタリングは全血あるいは血漿でのpp65アンチゲネミア法あるいは核酸定量法（PCR法）である。一方で、血液、尿、口腔/鼻腔、気管支肺胞洗浄液の培養やPCR検査はモニタリングとして推奨されない。

　予防投与を実施しない場合、肝移植後レシピエントのCMV感染症の発生率は30％程度であり、移植後3ヵ月以内が好発時期である[1)]。したがって、モニタリングの頻度は、先制治療を選択する場合、最低でも週1回の検査を移植後12週間継続することが推奨される[2)3)]。症例によってCMV感染のリスクが高いと判断される場合は、より長期のモニタリングが望

ましい。予防投与を行う場合は予防投与中のモニタリングは必ずしも必須ではないが、投与終了後3ヵ月は予防治療関連遅発性CMV感染症対策として週1回のモニタリングを実施することが望ましい[2)-4)]。また急性拒絶反応に対しT細胞除去療法が実施された場合は、その後3ヵ月間は週に1回以上のモニタリングが望ましい[5)]。また腎機能低下により減量予防投与を実施されているケースではモニタリングの実施を推奨する。

　モニタリングに基づいた先制治療の開始基準については各施設で異なっており、一致していない。アンチゲネミアによるモニタリングが本邦では主流であるが、例えばHRP-C7法で測定している場合は、CMV抗原陽性細胞数1/50,000 WBCsを基準値（陽性か陰性か）とする施設、また、3/50,000 WBCsや10/50,000 WBCsを基準値とする施設がある。同様にC10/11法においても、治療開始基準は陽性細胞数が2スライド合計3〜10個とバラツキがある[6)-9)]。それぞれの症例のリスクに応じた閾値の設定が必要である。欧米でのPCR法モニタリングに基づいた先制治療の開始基準も、同様に確立されたものはないが[10)11)]、高リスク群では1,500 IU/mL、中等度リスク群では2,500 IU/mL、低リスク群では4,000 IU/mLという基準が提唱されている[12)-16)]。いずれにしても先制治療を行う施設では、各々で明確な治療開始閾値を確立することが強く推奨される。

[膵]

　固形臓器移植において、先制治療では移植後3〜4ヵ月間の週1回のモニタリングが推奨されている[1)2)]。また、予防投与を行った場合においても投与終了後3ヵ月間は週1回のモニタリングが推奨されている[1)2)]。膵腎同時移植（simultaneous pancreas kidney transplantation；SPK）症例205例を対象とした多施設共同研究においては、70例にCMV感染症を認め、発症時期は移植後平均58.7＋75.0日（7〜582日）であり、90％が移植後3ヵ月以内であったと報告されている[3)]。また、ガンシクロビル（GCV）の3〜6ヵ月間予防投与を行ったSPK症例74例のみを対象とした研究では、9例に移植後CMV感染症を認め、発症時期は移植後平均198日（63〜395日）であった[4)]。同様に、移植後3〜6ヵ月間のバルガンシクロビル（VGCV）予防投与を受けたSPK226例、腎移植後膵移植101例、膵単独移植97例を対象とした研究では、CMV感染症時期は予防投与終了後中央値178日であった[5)]。よって、予防投与期間やレシピエント・ドナーの移植前抗CMV抗体陽性の有無にもよるが、予防投与終了後少なくとも3ヵ月間は定期的なモニタリングが勧められる。

　従来、本邦ではCMV検査としてpp65抗原を検出する抗原血症法（アンチゲネミア法）が主に利用されてきたが、CMV核酸定量検査が保険適応された現在、その需要が高まっている。膵移植後のCMV検査としての抗原血症法と核酸定量法との有効性に関する比較試験はないが、固形臓器移植後においては抗原血症法によるCMV抗原陽性細胞数と核酸定量法によるコピー数にはある程度相関があり[6)]、また抗原血症法は感度や迅速性、先制投与開始の指標や治療効果判定としての有用性は核酸定量法と同等であると報告されている[7)8)]。しかし、

抗原血症法はCMVが感染した白血球を検出する検査法であるため、末梢血中の白血球減少状態ではその感度が下がるということに留意する必要がある。

［心］

　D+/R−の場合に初感染の高リスク者となり、定期的なモニタリングが必要である[1]。D+/R+の場合でも、免疫抑制薬の投与により潜伏していたCMVが再活性化し、感染症を発症することが多いため、同様のモニタリングは重要である[2]。

　移植後にCMV感染のモニタリングを行うことにより、CMVの再活性化を検出し、抗ウイルス薬の投与を開始できる。CMV感染のモニタリングには、CMV抗原血症検査（HRP-C7法あるいはC10/C11法）や核酸定量法（PCR法）が用いられる。ここで、血清学的検査は移植前において移植後CMV感染のリスク評価には有効であるが、移植後は液性免疫の低下があり、活動的なCMV感染のモニタリング法としては有用性が低い。

　心臓移植後においてCMV抗原血症検査、定量PCR法によるモニタリング方法と頻度を比較、検討した研究はなく、固形臓器でのガイドラインに準ずる[2]。頻度については、先制治療と予防投与で区別する必要がある。移植後3ヵ月以内でのCMV感染症の頻度が高いことから、先制治療では、移植後3ヵ月間は毎週モニタリングを行う[2][3]。予防投与では、投与期間終了後3〜6ヵ月以内の晩期CMV感染（late onset CMV infection）が報告されている[4][5]。晩期CMV感染を念頭に、治療期間終了後3〜6ヵ月間はモニタリングが必要である。

［肺］

　肺移植においても、CMV抗原血症検査やCMV核酸定量法が有用である。核酸定量法は迅速診断に有用である。HRP-C7、pp65の抗原血症の検査もその代替としては有用である[1][2]。D−/R−の場合にモニタリングは不要であるという報告もある[3]。本邦では、最初の2ヵ月は毎週、その後は毎月検査を行っている[4]。

　頻度やモニタリングの手法については他臓器移植の管理と同様に行われ、肺独自のものはない[1][2]。

［小腸］

　検査法は、CMV核酸定量法あるいはアンチゲネミア法が施行されていた、施設によって、CMV核酸定量法[1]-[10]、CMV核酸定量法あるいはアンチゲネミア法[11]-[15]が選択されていた。Florescuらによる小腸移植におけるCMVに関する国際調査での診断法の26施設の回答は、定量的PCR 100％、定性的PCR 38.5％、アンチゲネミア法 34.6％であった[16]。定量的DNA PCRのcut off値は、200〜5,000コピー/mL[2][6][8][10][12][13]、あるいは300IU/mL[1]と施設によって差がみられた。Florescuらの国際調査では、500〜7,500コピー/mLであった[16]。ほかの検査法としては、CMV特異的T細胞の免疫反応モニタリングも認められた[13]。

表VIII-1　小腸移植における CMV モニタリングの頻度

文献	
1. Henry M	予防投与終了後3ヵ月間は毎月。1年以降は有症状やデータ異常時
2. Timpone JG	入院中は毎週。退院後、術後1年までは毎月、その後は隔月
3. Bachmann R	入院中は毎週
6. Florescu DF	移植後1年は毎月
8. Petrisli E	移植後1ヵ月は毎週、3ヵ月までは2週ごと、その後は毎月
10. Farmer DG	入院中は毎週、最初の外来1年間は毎月、その後4ヵ月ごと
13. Chiereghin A	アンチゲネミア法：最初の3ヵ月は毎週、6ヵ月まで2週ごと。その後は月1回 PCR法：移植後4ヵ月は毎週

　検査頻度も施設によって異なり、**表VIII-1**に記した。頻度は異なるものの、移植直後は頻回にモニタリングし、徐々に減少する傾向はほぼ同様であった。適切な検査頻度の推奨に値する論文は、本調査ではなかった。

参考文献

［腎］

1) Pillay D, Ali AA, Liu SF, et al. The prognostic significance of positive CMVcultures 108 during surveillance of renal transplant recipients. Transplantation 56(1)：103-108, 1993.

2) Caliendo AM, St George K, Allega J, et al. Distinguishing cytomegalovirus(CMV) infection and disease with CMV nucleic acid assays. J Clin Microbiol 40：1581-1586, 2002.

3) Humar A, Gregson D, Caliendo AM, et al. Clinical utility of quantitative cytomegalovirus viral load determination for predicting cytomegalovirus disease in liver transplant recipients. Transplantation 68：1305-1311, 1999.

4) 日本臨床腎移植学会ガイドライン作成委員会(編). 腎移植後サイトメガロウイルス感染症の診療ガイドライン2011. 日本医学館, 東京, 2011.

5) Gerna G, Baldanti F, Torsellini M, et al. Evaluation of cytomegalovirus DNA aemia versus pp65-antigaenemia cutoff for guiding preemptive therapy in transplant recipients；A randomized study. Antivir Ther 12：63, 2007.

6) Eguchi H, Horita N, Ushio R, et al. Diagnostic test accuracy of antigenaemia assay for PCR-proven cytomegalovirus infection-sistematic review and meta-analysis. Cli Microbiol Infect 23(12)：907-915, 2017.

7) Kotton C, Kumar D, Caliendo A, et al. The Third International Consensus Guidelines on the Management of Cytomegalovirus in Solid-organ Transplantation. Transplantation 102(6)：900-931, 2018.

8) Razonable RR, Humar A. Cytomegalovirus in solid organ transplant recipients-Guidelines of the American Society of Transplantation Infectious Diseases Community of Practice. Clin Transplant 33(9)：e13512, 2019.

9) 森　紗耶香, 森永芳智, ほか. サイトメガロウイルスモニタリングにおける抗原測定法とDNA定量法の比較検討. 臨床病理64：881-886, 2016.

10) Boaretti M, Sorrentino A, Zantedeschi C, et al. Quantification of cytomegalovirus DNA by a

fully automated real-time PCR for early diagnosis and monitoring of active viral infection in solid organ transplant recipients. J Clin Virol 56：124-128, 2013.

11) Lowance D, Neumayer HH, Legendre CM, et al. Valacyclovir for the prevention of cytomegalovirus disease after renal transplantation. N Engl J Med 13：1462-1470, 1999.

12) Khoury JA, Storch GA, Bohl DL, et al. Prophylactic versus preemptive oral valganciclovir for the management of cytomegalovirus infection in adult renal transplant recipients. Am J Transplant 6：2134-2143, 2006.

13) Reischig T, Jindra P, Hes O, et al. Valganciclovir prophylaxis versus preemptive valganciclovir therapy to prevent cytomegalovirus disease after renal transplantation. Am J Transplant 8：69-77, 2008.

14) Kliem V, Fricke L, Wollbrink T, et al. Improvement in long-term renal graft survival due to CMVprophylaxis with oral ganciclovir；results of a randomized clinical trial. Am J Transplant 8：975-983, 2008.

15) Witzke O, Hauser IA, Bartes M, et al. Valganciclovir prophylaxis versus preemptive therapy in cytomegalovirus-positive renal allograft recipients；1-year results of randomizedclinical trial. Transplantation 93：61-68, 2012.

16) Van der Beek MK, Berger SP, Vossen AC, et al. Preemptive versus sequential prophylactic preemptive treatment regimens for cytomegalovirus in renal transplantation；comparison of treatment failure and antiviral resistance. Transplantation 89：320-326, 2010.

17) Humar A, Lebranchu Y, Vincenti F, et al. The efficacy and safety 200 days valganciclovir cytomegalovirus prophylaxis in high-risk kidney transplant recipient. Am J Transplant 10：1228-1237, 2010.

18) Humar A, Ajit P, Emily A, et al. Extended valganciclovir prophylaxis in D+/R- kidney transplant recipients is associated with long-term reduction in cytomegalovirus disease；two-year results of the IMPACT study. Transplantation 90：1427-1431, 2010.

19) Lisboa LF, Preiksaitis JK, Humar A, et al. Clinical utility of molecular surveillance for cytomegalovirus after antiviral prophylaxis in high-risk solid organ transplant recipients. Transplantation 92：1063-1068, 2011.

20) Boillat-Blanco N, Pascual M, Venetz JP, et al. Impact of preemptive strategy after 3 months of valganciclovir cytomegalovirus prophylaxis in kidney transplant recipients. Transplantation 91：251-256, 2011.

〔肝〕

1) Gane E, Saliba F, Valdecasas GJ, et al. Randomised trial of efficacy and safety of oral ganciclovir in the prevention of cytomegalovirus disease in liver-transplant recipients；The Oral Ganciclovir International Transplantation Study Group (corrected). Lancet 350 (9093)：1729-1733, 1997.

2) Razonable RR, Humar A. Cytomegalovirus in solid organ transplant recipients-Guidelines of the American Society of Transplantation Infectious Diseases Community of Practice. Clin Transplant 33 (9)：e13512, 2019.

3) Kotton CN, Kumar D, Caliendo AM, et al；The Transplantation Society International CMVConsensus Group. The Third International Consensus Guidelines on the Management of Cytomegalovirus in Solid-organ Transplantation. Transplantation 102 (6)：900-931, 2018.

4) Razonable RR, Blumberg EA. It's not too late；a proposal to standardize the terminology of "late-onset" cytomegalovirus infection and disease in solid organ transplant recipients.

Transpl Infect Dis 17(6) : 779-784, 2015.

5) Moreno A, Cervera C, Fortún J, et al ; OLT-HIV FIPSE Cohort Investigators. Epidemiology and outcome of infections in human immunodeficiency virus/hepatitis C virus-coinfected liver transplant recipients ; a FIPSE/GESIDA prospective cohort study. Liver Transpl 18(1) : 70-81, 2012.

6) Seehofer D, Rayes N, Neumann UP, et al. Changing impact of cytomegalovirus in liver transplantation ; a single centre experience of more than 1000 transplantations without ganciclovir prophylaxis. Transpl Int 18(8) : 941-948, 2005.

7) Akamatsu N, Sugawara Y, Kaneko J, et al. Risk factors of cytomegalovirus infection after living donor liver transplantation. Hepatogastroenterology 52(61) : 197-199, 2005.

8) Kim JM, Kim SJ, Joh JW, et al. The risk factors for cytomegalovirus syndrome and tissue-invasive cytomegalovirus disease in liver transplant recipients who have cytomegalovirus antigenemia. Transplant Proc 42(3) : 890-894, 2010.

9) Bodro M, Sabé N, Lladó L, et al. Prophylaxis versus preemptive therapy for cytomegalovirus disease in high-risk liver transplant recipients. Liver Transpl 18(9) : 1093-1099, 2012.

10) Razonable RR, Hayden RT. Clinical utility of viral load in management of cytomegalovirus infection after solid organ transplantation. Clin Microbiol Rev 26(4) : 703-727, 2013.

11) Natori Y, Alghamdi A, Tazari M, et al ; CMVConsensus Forum. Use of Viral Load as a Surrogate Marker in Clinical Studies of Cytomegalovirus in Solid Organ Transplantation ; A Systematic Review and Meta-analysis. Clin Infect Dis 66(4) : 617-631, 2018.

12) Atabani SF, Smith C, Atkinson C, et al. Cytomegalovirus replication kinetics in solid organ transplant recipients managed by preemptive therapy. Am J Transplant 12(9) : 2457-2464, 2012.

13) Martin-Gandul C, Perez-Romero P, Blanco-Lobo P, et al. Viral load, CMV-specific T-cell immune response and cytomegalovirus disease in solid organ transplant recipients at higher risk for cytomegalovirus infection during preemptive therapy. Transpl Int 27 : 1060-1068, 2014.

14) Griffiths PD, Rothwell E, Raza M, et al. Randomized controlled trials to define viral load thresholds for cytomegalovirus pre-emptive therapy. PLoS One 11 : e0163722, 2016.

15) Boaretti M, Sorrentino A, Zantedeschi C, et al. Quantification of cytomegalovirus DNAby a fully automated real-time PCR for early diagnosis and monitoring of active viral infectionin solid organ transplant recipients. J Clin Virol 56 : 124-128, 2013.

16) Martín-Gandul C, Pérez-Romero P, Sánchez M, et al. Determination, validation and standardization of a CMV DNA cut-off value in plasma for preemptive treatment of CMVinfection in solid organ transplant recipients at lower risk for CMV infection. J Clin Virol 56 : 13-18, 2013.

［膵］

1) Kotton CN, Kumar D, Caliendo AM, et al. The third international consensus guidelines on the management of cytomegalovirus in solid-organ transplantation. Transplantation 102 : 900-931, 2018.

2) Razonable RR, Humar A. Cytomegalovirus in solid organ transplant recipients ; Guidelines of the American Society of Transplantation Infectious Diseases Community of Practice. Clin Transplant 33(9) : e13512, 2019.

3) Ricart MJ, Malaise J, Moreno A, et al ; the Euro-SPK StudyGroup. Cytomegalovirus ;

occurrence, severity, and effect on graft survival in simultaneous pancreas-kidney transplantation. Nephrol Dial Transplant 20 : 25-32, 2005.

4) Lo A, Stratta RJ, Egidi MF, et al. Patterns of cytomegalovirus infection in simultaneous kidney-pancreas transplant recipients receiving tacrolimus, mycophenolate mofetil, and prednisone with ganciclovir prophylaxis. Transpl Infect Dis 3 : 8-15, 2001.

5) Shah AP, Chen JM, Fridelll JA. Incidence and outcomes of cytomegalovirus in pancreas transplantation with stroid-free immunosuppression. Clin Transplant 29 : 1221-1229, 2015.

6) Piiparinen H, Hockerstedt K, Gronhagen-Riska, et al. Comparison of two quantitative CMV PCR tests, Cobas Amplicor CMV Monitor and TaqMan assay, and pp65-antigenemia assay in the determination of viral loads from peripheral blood of organ transplant patients. J Clin Virol 30 : 258, 2004.

7) Caliendo AM, St George K, Kao SY, et al. Comparison of quantitative cytomegalovirus (CMV) PCR in plasma and CMVantigenemia assay ; clinical utility of the prototype AMPLICOR CMVMONITOR test in transplant recipients. J Clin Microbiol 38 : 2122-2127, 2000.

8) Pang XL, Chui L, Fenton J, et al. Comparison of Light Cycler-based PCR, COBAS amplicor CMVmonitor, and pp65 anrigenemia assays for quantitative measurement of cytomegalovirus viral load in peripheral blood specimens from patients after solid organ transplantation. J Clin Microbiol 41 : 3167-3174, 2003.

［心］
1) Costanzo MR, Dipchand A, Starling R, et al. The International Society of Heart and Lung Transplantation Guidelines for the care of heart transplant recipients. J Heart Lung Transplant 29 : 914-956, 2010.

2) Kotton CN, Kumar D, Caliendo AM, et al ; The Transplantation Society International CMVCG. The Third International Consensus Guidelines on the Management of Cytomegalovirus in Solid-organ Transplantation. Transplantation 102 : 900-931, 2018.

3) Lowance D, Neumayer HH, Legendre CM, et al. Valacyclovir for the prevention of cytomegalovirus disease after renal transplantation. N Engl J Med 13 : 1462-1470, 1999.

4) Gupta S, Mitchell JD, Markham DW, et al. High incidence of cytomegalovirus disease in D+/ R- heart transplant recipients shortly after completion of 3 months of valganciclovir prophylaxis. J Heart Lung Transplant 27 : 536-539, 2008.

5) Echenique IA, Angarone MP, Rich JD, et al. Cytomegalovirus infection in heart transplantation ; A single center experience. Transpl Infect Dis 20 : e12896, 2018.

［肺］
1) Razonable RR, Humar A. Cytomegalovirus in solid organ transplant recipients-Guidelines of the American Society of Transplantation Infectious Diseases Community of Practice. Clin Transplant 33(9) : e13512, 2019.

2) Kotton CN, Kumar D, Caliendo AM, et al. The third international consensus guidelines on the management of cytomegalovirus in solid-organ transplantation. Transplantation 102 : 900-931, 2018.

3) Chang A, Musk M, Lavender M, et al. Cytomegalovirus viremia in lung transplantation during and after prophylaxis. Transpl Infect Dis 21 : e13069, 2019.

4) Ohata K, Chen-Yoshikawa TF, Takahashi K, et al. Cytomegalovirus infection in living-donor and cadaveric lung transplantation. Interact Cardiovasc Thorac Surg 25 : 710-715, 2017.

［小腸］

1) Henry M, Leick M, Florescu DF, et al : Valganciclovir for the treatment of cytomegalovirus infections in pediatric intestinal transplant recipients ; A case series. Pediatr Transplant 25 (6) : e14034, 2021.

2) Timpone JG, Yimen M, Cox S, et al. Resistant cytomegalovirus in intestinal and multivisceral transplant recipients. Transpl Infect Dis 18 : 202-293, 2016.

3) Bachmann R, Hamprecht K, Lange J, et al. Successful ganciclovir treatment of primary cytomegalovirus infection containing the UL97 mutation N510S in an intestinal graft recipient. Infection 41 : 875-879, 2013.

4) Remotti H, Subramanian S, Martinez M, et al. Small-bowel allograft biopsies in the management of small-intestinal and multivisceral transplant recipients ; histopathologic review and clinical correlations. Arch Pathol Lab Med 136 : 761-771, 2012.

5) Goldsmith PM, Husain MM, Carmichael A, et al. Case report ; Multidrug-resistant cytomegalovirus in a modified multivisceral transplant recipient. Transplantation 93 : e30-e32, 2012.

6) Florescu DF, Langnas AN, Grant W, et al. Incidence, risk factors, and outcomes associated with cytomegalovirus disease in small bowel transplant recipients. Pediatr Transplant 16 : 294-301, 2012.

7) Talmon GA. Histologic features of cytomegalovirus enteritis in small bowel allografts. Transplant Proc 42 : 2671-2675, 2010.

8) Petrisli E, Chiereghin A, Gabrielli L, et al. Early and late virological monitoring of cytomegalovirus, Epstein-Barr virus, and human herpes virus 6 infections in small bowel/ multivisceral Transplant Recipients. Transplant Proc 42 : 74-78, 2010.

9) Farmer DG, McDiarmid SV, Yersiz H, et al. Outcomes after intestinal transplantation ; a single-center experience over a decade. Transplant Proc 34 : 896-897, 2002.

10) Farmer DG, McDiarmid SV, Winston D, et al. Effectiveness of aggressive prophylatic and preemptive therapies targeted against cytomegaloviral and Epstein-Barr viral disease after human Intestinal Transplantation. Transplant Proc 34 : 948-949, 2002.

11) Silva JT, San-Juan R, Fernández-Caamaño B, et al. Infectious Complications Following Small Bowel Transplantation. Am J Transplant 16 : 951-959, 2016.

12) Nagai S, Mangus RS, Anderson E, et al. Cytomegalovirus Infection After Intestinal/ Multivisceral Transplantation ; A Single-Center Experience With 210 Cases. Transplantation 100 : 451-460, 2016.

13) Chiereghin A, Gabrielli L, Zanfi C, et al. Monitoring cytomegalovirus T-cell immunity in small bowel/multivisceral transplant recipients. Transplant Proc 42 : 69-73, 2010.

14) Altimari A, Gruppioni E, Capizzi E, et al. Blood monitoring of granzyme B and perforin expression after intestinal transplantation ; considerations on clinical relevance. Transplantation 85 : 1778-1783, 2008.

15) Pascher A, Kohler S, Neuhaus P, et al. Present status and future perspectives of intestinal transplantation. Transpl Int 21 : 401-414, 2008.

16) Florescu DF, Abu-Elmagd K, Mercer DF, et al. An international survey of cytomegalovirus prevention and treatment practices in intestinal transplantation. Transplantation 97 : 78-82, 2014.

CQ Ⅷ-2-2

モニタリングが不要になる時期はあるか

■ステートメント

[臓器共通]

先制治療では移植後から12週以降のモニタリング、予防投与では終了後12週以降のモニタリングは不要となる可能性がある。

〈 推奨グレード 弱　エビデンスレベルＣ 〉

ただし、モニタリングが不要となる時期の明確なエビデンスはなく、また、強い免疫抑制下ではより長期のモニタリングを考慮する必要がある。

[腎]

先制治療では腎移植後から12週以降のモニタリング、予防投与では終了後12週以降のモニタリングは不要となる可能性がある。

〈 推奨グレード 弱　エビデンスレベルＣ 〉

高度の免疫抑制状態ではより長期間のモニタリングを考慮する。

〈 推奨グレード 弱　エビデンスレベルＤ 〉

[肝]

先制治療では最低3ヵ月間実施し、高リスク群では6ヵ月間の実施が推奨される。

予防投与では終了後3ヵ月間続けることが推奨される。

一方で、いずれの方法においてもモニタリング不要となる時期については明確なエビデンスはない。

〈 推奨グレード 弱　エビデンスレベルＣ 〉

[膵]

移植後6ヵ月までのモニタリングが必要であるが、リスクの高い症例では移植後後6ヵ月～1年にかけてのモニタリングを要する。

〈 推奨グレード 弱　エビデンスレベルＣ 〉

[心]

該当する報告なし。

[肺]

モニタリングが必要なくなる時期を明確に示した報告はない。

〈 推奨グレード 弱　エビデンスレベルＤ 〉

[小腸]

該当する報告なし。

─── 解　説 ───

[腎]

　PubMedと医中誌で2000年以降の文献を検索した。

　腎移植後の患者を対象にCMVに対する異なるモニタリング期間を比較検討した研究は検出できなかった。予防投与・先制治療の妥当性を検討した研究においてCMVのモニタリング期間はさまざまであるが、該当する論文はモニタリング期間に関して検索されたものと同じであった。先制治療に関して、モニタリングが必要なくなる時期の結論を出すことはできないが、少なくともCMV感染の発症頻度が高い移植後3ヵ月まではモニタリングを行うことが必要と考えられる[1)-5)]。

　予防投与についても、予防投与終了後いつまでCMVのモニタリングを行うべきか結論は出ていない。先行し報告されている欧米のガイドラインに準じて、予防投与終了後少なくとも12週間のモニタリングを行うことを提案する[1)-10)]。

　CMVに対する予防投与を行っていない症例で腎移植後4ヵ月を過ぎてから発症、または予防投与終了後6ヵ月以降に発症するCMV感染症はlate onset CMV diseaseと呼ばれている[11)]。このようにCMVモニタリングの推奨期間後のCMV感染症の報告も散見されるが、大規模な研究は行われておらず発症頻度や適切なスクリーニング方法は不明である。腎移植後2年以上経過した患者での検討では、CMV感染症発症は年間0.9％（5/567）であった。年1回のPCR検査でCMV感染を4.8％（28/578）の患者に認めたが、このうち1年後にCMV感染が持続していた患者は23.5％であり、1年以内にCMV感染症を発症した患者は7.4％であった[12)]。この報告からも、腎移植後長期経過し無症状の患者に対してCMVをモニタリングする意義は高くなく、またモニタリングが予後に与える影響も限定的と考えられる。

　拒絶反応の治療後にCMV感染・感染症が増加するか相反する報告がある[13)-15)]。拒絶反応治療後のような高度の免疫抑制状態では、より長期間のモニタリングを要する可能性がある。

[肝]

　先制治療におけるモニタリングは最低3ヵ月実施すべきであり、高リスク群においては6ヵ月間が推奨される[1)2)]。予防投与においては、投与終了後のモニタリングは、いわゆる「予防投与関連遅発性CMV感染症」が問題となるため、予防投与終了後3ヵ月間続けることが推奨される。一方でいずれの方法においても、モニタリング不要となる時期については明確なエビデンスはない。実臨床においては、個々の症例の感染リスクに応じて、適宜モニタリング検査を実施・延長し、何よりレシピエントの感染徴候を見逃すことなく、CMV感染を疑った場合には遅滞なくアンチゲネミア検査かPCR検査を実施することが重要である。

　免疫モニタリングが、予防投与や先制治療モニタリング終了の目安となることが示唆されている。レシピエントは免疫抑制薬投与下にあるためCMV抗体価測定はあまり効果がない[3)]。

リンパ球数（リンパ球数絶対値やCD4$^+$T細胞数）やCMV特異的なT細胞反応の測定が目安となる可能性が示唆されているが、これらはいまだ臨床研究の段階である[4]-[6]。

［膵］

　膵移植後のCMV感染症は予防投与の有無や期間にもよるが、その多くが移植後6ヵ月以内に発症する[1]-[3]。それ以降のモニタリング中止の可否に関して検討した報告はないが、免疫抑制療法の程度[4]や血清学的リスクが高い症例（移植前D+/R–）[5]などにおいては移植後6ヵ月〜1年にかけても発症するリスクが高く、症例ごとにモニタリングの終了時期を検討する必要がある。

［肺］

　モニタリングがなくなる時期については明確に定めた文献はない[1][2]。本邦では、術後2ヵ月以降も毎月採血チェックしている[3]。

参考文献

［腎］

1) Lowance D, Neumayer HH, Legendre CM, et al. Valacyclovir for the prevention of cytomegalovirus disease after renal transplantation. N Engl J Med 340：1462-1470, 1999.

2) Kliem V, Fricke L, Wollbrink T, et al. Improvement in longterm renal graft survival due to CMV prophylaxis with oral ganciclovir；results of a randomized clinical trial. Am J Transplant 8：975-983, 2008.

3) Witzke O, Hauser IA, Bartes M, et al. Valganciclovir prophylaxis versus preemptive therapy in cytomegalovirus-positive renal allograft recipients；1-year results of randomized clinical trial. Transplantation 93：61-68, 2012.

4) Reischig T, Jindra P, Hes O, et al. Valganciclovir prophylaxis versus preemptive valganciclovir therapy to prevent cytomegalovirus disease after renal transplantation. Am J Transplant 8：69-77, 2008.

5) Khoury JA, Storch GA, Bohl DL, et al. Prophylactic versus preemptive oral valganciclovir for the management of cytomegalovirus infection in adult renal transplant recipients. Am J Transplant 6：2134-2143, 2006.

6) Humar A, Lebranchu Y, Vincenti F, et al. The efficacy and safety 200 days valganciclovir cytomegalovirus prophylaxis in high-risk kidney transplant recipient. Am J Transplant 10：1228-1237, 2010.

7) Humar A, Ajit P, Emily A, et al. Extended valganciclovir prophylaxis in D+/R– kidney transplant recipients is associated with long-term reduction in cytomegalovirus disease；two-year results of the IMPACT study. Transplantation 90：1427-1431, 2010.

8) Lisboa LF, Preiksaitis JK, Humar A, et al. Clinical utility of molecular surveillance for cytomegalovirus after antiviral prophylaxis in high-risk solid organ transplant recipients. Transplantation 92：1063-1068, 2011.

9) Kotton CN, Kumar D, Caliendo AM, et al. The third international consensus guidelines on

the management of cytomegalovirus in solid-organ transplantation. Transplantation 102：900-931, 2018.

10) Razonable RR, Humar A. Cytomegalovirus in solid organ transplant recipients-guidelines of the American society of transplantation infectious diseases community of practice. Clin Transplant 33：e13512, 2019.

11) Razonable RR, Blumberg EA. It's not too late；a proposal to standardize the terminology of "late-onset" cytomegalovirus infection and disease in solid organ transplant recipients. Transpl Infect Dis 17：779-784, 2015.

12) Viot B, Garrigue I, Taton B, et al. Two-year post-transplantation cytomegalovirus DNA emia in asymptomatic kidney transplant recipients；incidence, risk factors, and outcome. Transpl Infect Dis 17：497-509, 2015.

13) Razonable RR, Rivero A, Rodriguez A, et al. Allograft rejection predicts the occurrence of late-onset cytomegalovirus(CMV) disease among cmv-mismatched solid organ transplant patients receiving prophylaxis with organ transplant patients receiving prophylaxis with oral ganciclovir. J Infect Dis 184：1461-1464, 2001.

14) Lee YM, Kim YH, Han DJ, et al. Cytomegalovirus infection after acute rejection therapy in seropositive kidney transplant recipients. Transpl Infect Dis 16：397-402, 2014.

15) Jorgenson MR, Descourouez JL, Lyu B, et al. The risk of cytomegalovirus infection after treatment of acute rejection in renal transplant recipients. Clin Transplant 33：e13636, 2019.

［肝］

1) Razonable RR, Humar A. Cytomegalovirus in solid organ transplant recipients；Guidelines of the American Society of Transplantation Infectious Diseases Community of Practice. Clin Transplant 33(9)：e13512, 2019.

2) Kotton CN, Kumar D, Caliendo AM, et al；The Transplantation Society International CMVConsensus Group. The Third International Consensus Guidelines on the Management of Cytomegalovirus in Solid-organ Transplantation. Transplantation 102(6)：900-931, 2018.

3) Humar A, Mazzulli T, Moussa G, et al；Valganciclovir Solid Organ Transplant Study Group. Clinical utility of cytomegalovirus(CMV) serology testing in high-risk CMV D+/R– transplant recipients. Am J Transplant 5(5)：1065-1070, 2005.

4) Ferreira VH, Kumar D, Humar A. Deep profiling of the CD8[+] T cell compartment identifies activated cell subsets and multifunctional responses associated with control of cytomegalovirus viremia. Transplantation 103(3)：613-621, 2018.

5) Kumar D, Mian M, Singer L, et al. An Interventional Study Using Cell-Mediated Immunity to Personalize Therapy for Cytomegalovirus Infection After Transplantation. Am J Transplant 17(9)：2468-2473, 2017.

6) Meesing A, Razonable RR. Absolute Lymphocyte Count Thresholds；A Simple, Readily Available Tool to Predict the Risk of Cytomegalovirus Infection After Transplantation. Open Forum Infect Dis 5(10)：ofy230, 2018.

［膵］

1) Ricart MJ, Malaise J, Moreno A, et al；the Euro-SPK Study Group. Cytomegalovirus；occurrence, severity, and effect on graft survival in simultaneous pancreas-kidney transplantation. Nephrol Dial Transplant 20：25-32, 2005.

2) Lo A, Stratta RJ, Egidi MF, et al. Patterns of cytomegalovirus infection in simultaneous

kidney-pancreas transplant recipients receiving tacrolimus, mycophenolate mofetil, and prednisone with ganciclovir prophylaxis. Transpl Infect Dis 3 : 8-15, 2001.

3) Shah AP, Chen JM, Fridelll JA. Incidence and outcomes of cytomegalovirus in pancreas transplantation with stroid-free immunosuppression. Clin Transplant 29 : 1221-1229, 2015.

4) Axelrod D, Leventhal JR, Gallon LG, et al. Reduction of CMV disease with steroid-free immunosuppression in simultaneous pancreas-kidney transplant recipients. Am J Transplant 5 : 1423-1429, 2005.

5) Kauman DB, Leventhal JR, Gallon LG, et al. Risk factors and impact of cytomegalovirus disease in simultaneous pancreas-kidney transplantation. Transplantation 72 : 1940-1945, 2001.

［肺］

1) Razonable RR, Humar A. Cytomegalovirus in solid organ transplant recipients? Guidelines of the American Society of Transplantation infectious Diseases community of practice. Clin Transplant 33(9) : e13512, 2019.

2) Kotton CN, Kumar D, Caliendo AM, et al. The third international consensus guidelines on the management of cytomegalovirus in solid-organ transplantation. Transplantation 102 : 900-931, 2018.

3) Ohata K, Chen-Yoshikawa TF, Takahashi K, et al. Cytomegalovirus infection in livingdonor and cadaveric lung transplantation. Interact Cardiovasc Thorac Surg 25 : 710-715, 2017.

3 ■ 感染・感染症のリスク因子

CQ VIII-3-1

CMV感染のリスク因子は何か

■ステートメント

[臓器共通]

CMV IgG抗体陽性ドナー(D+)/抗体陰性レシピエント(R-)は高リスク因子である。
〈 推奨グレード 強　エビデンスレベル A 〉

D+/R-、D+/R+、D-/R+、D-/R- の順にリスクは低下する。
D+/R-は高リスク、D+/R+とD-/R+は中間リスク、D-/R-は低リスク、とされている。また、T細胞除去、高用量免疫抑制下、急性拒絶反応治療なども高リスクとなる。

[腎]

CMV IgG抗体陽性ドナー(D+)/抗体陰性レシピエント(R-)はCMV感染および感染症の高リスク因子である。

〈 推奨グレード 強　エビデンスレベル A 〉

[肝]

移植前にレシピエントCMV抗体陰性でドナーCMV抗体陽性(D+/R-)、移植前処置としてT細胞除去療法がなされている症例、免疫抑制薬が高用量投与されている症例、移植後に急性拒絶反応を起こした症例などが高リスク群である。これらの症例には予防投与やモニタリングの延長(移植後6ヵ月)を考慮する。

〈 推奨グレード 強　エビデンスレベル A 〉

[膵]

移植前ドナー抗CMV抗体陽性(D+)かつ移植前CMV抗体陰性(R-)の組み合わせはリスク因子である。

〈 推奨グレード 強　エビデンスレベル A 〉

[心]

CMV IgG抗体陽性ドナー(D+)/抗体陰性レシピエント(R-)はCMV初感染の高リスク因子である。
ドナー、レシピエント共にIgG抗体陽性の場合でも、免疫抑制薬投与により潜伏していたCMVが再活性化し、感染症を発症することが多い。

〈 推奨グレード 強　エビデンスレベル B 〉

[肺]

ドナー抗CMV IgG抗体陽性（D+）、レシピエント陰性（R-）のミスマッチ症例は高リスク群であり、レシピエント抗CMV IgG抗体陽性は中等度リスク群である。また、レシピエント因子として抗CMV薬の予防投与期間が短いこと、低リンパ球血症、ステロイドの高用量使用の場合にもCMV感染リスクになる。

〈 推奨グレード 強　エビデンスレベル A 〉

[小腸]

ドナー CMV既感染（D+）／レシピエント未感染（R-）は移植後のCMV感染のリスク因子である。CMV D+/R-は難治性CMV感染症のリスク因子でもある。ほかに男性、拒絶、タクロリムス血中濃度、静注ステロイド総投与量などもリスク因子である。

〈 推奨グレード 強　エビデンスレベル B 〉

解　説

［ 腎 ］

PubMedで2000年以降の文献を検索した。

固形移植臓器の種類によってCMV感染症のリスクは変化する[1)-4)]。他臓器移植と比較して腎移植自体はCMV感染症のリスクは低い[1)5)]が、膵腎移植は腎移植よりもリスクは高い[2)6)7)]。

ドナーおよびレシピエントの抗体の有無（serostatus）において、CMV IgG抗体陽性ドナー陽性（D+）／抗体陰性レシピエント（R-）はCMV感染およびCMV感染症の高リスク因子である[1)3)4)6)-14)]。臓器移植を介して伝播し、初感染をきたす。D+/R+、D-R+の順にリスクは低下し（中間リスク）[4)5)7)15)16)]、D-/R-は低リスク因子である[2)3)7)12)13)16)]。

免疫抑制療法の用量や期間、強度がCMV感染症の発症や重症のリスクとなる[7)]。免疫抑制療法のうち、抗胸腺細胞グロブリン（anti-thymocyte globulin；ATG）やOKT3といったlymphocyte-depleting agentの使用はCMV感染症のリスクとなる[1)3)6)7)14)17)18)]。特に拒絶反応治療の際の使用は高リスクである[3)18)]。これに対して、キメラ型モノクローナル抗体であるバシリキシマブ（basiliximab）の使用は発症リスクを高めない[6)19)20)]。タクロリムスやミコフェノール酸モフェチル（MMF）による維持免疫抑制療法はシクロスポリン・アザチオプリンによる免疫抑制療法と比較してCMV感染および感染症のリスクとなる[12)21)]。一方、エベロリムスなどmTOR（mammalian target of rapamycin）阻害薬の使用はCMV感染および感染症の低リスクと考えられる[3)4)7)13)22)-24)]。

［ 肝 ］

移植前の因子としては、ドナー、レシピエント双方のCMV抗体（CMV IgG）のステータスが最も重要な因子である。すなわち、D+/R-においてドナー肝に潜伏感染しているCMV再

活性のリスクが高く、逆にD–/R–では感染のリスクが低い。R+の場合、移植後の感染のリスクは中等度と考えるが、D–/R+の方がD+/R+より感染のリスクは低い。これは、後者においてはドナー由来のCMVの重感染が起こることによる[1]-[5]。

　移植前処置としてATG（抗胸腺細胞グロブリン）やalemtuzumab（抗CD52抗体）などのT細胞除去療法がなされている場合はCMV感染の高リスクである[6]-[9]。またステロイド、カルシニューリン阻害薬（CNI）、MMFなどの免疫抑制薬が高用量投与されていることも感染のリスク因子である[10][11]。移植後に急性拒絶反応を起こした場合、必然的に高用量の免疫抑制薬が投与されるため、CMV感染の高リスクである。逆にeverolimus（sirolimus）などのmTOR阻害薬の使用はCMV感染のリスクが低い。R+症例においてはmTOR阻害薬によりCMV感染が有意に低下することが示されており、R+症例ではmTOR阻害薬を免疫抑制薬として選択するオプションがある[12]-[14]。ただし、肝移植後の至適な免疫抑制療法では考慮すべき数多くの因子があり、CMV感染はそのうちの1つに過ぎない。

[膵]

　固形臓器移植において、D+/R–の組み合わせはCMV感染のリスク因子であるが[1]、膵移植においても同様にCMV感染の高リスク因子と報告されている[2]-[10]。Azizら[2]は膵腎同時移植（simultaneous pancreas and kidney transplantation；SPK）757例の検討において移植後初回CMV感染のリスク因子としてCMV D+/R–（HR=4.52、p=0.008）を報告している[2]。

　CMVD+/R–以外のCMV感染のリスク因子の検討の報告も散見される。Azizら[2]はHLAミスマッチが4個以上でCMV感染リスクが下がる（HR=0.415、p=0.042）と報告している。Knightら[11]は免疫抑制薬の組み合わせをタクロリムスとmTOR阻害薬に変更せず、タクロリムスとMMFの組み合わせのままではCMV感染の高リスク（HR=18.77、p=0.001）と報告している。Elfadawyら[4]はSPK 71例を含む腎移植609例の検討でドナー年齢（＞50歳）（OR=2.4、p=0.03）、高い血中平均タクロリムス濃度（OR=1.4、p=0.01）、高い血中平均ミコフェノール酸（mycophenolic acid；MPA）濃度（OR=1.3、p=0.004）をリスク因子として報告している。また、Fallatahら[5]は130例のSPK/腎移植後膵移植（pancreas after kidney；PAK）症例の検討で非CMV感染症の先行感染の存在（OR=6.362、p=0.002）がリスク因子と報告し、ほかにもステロイドパルス[6]、SPK/PAK症例での腎グラフト不全[7]がリスク因子との報告もある。Rayesら[8]は94例のSPKの検討においてCMV D+/R–の組み合わせ以外に、急性拒絶反応、拒絶反応治療、冠動脈疾患をリスク因子として報告している。

[心]

　CMVは母乳や尿、糞便、唾液、精液、腟分泌物、血液などの体液中にウイルスを排出するため、子どもの接触が多い保育園や幼稚園、感染者との性交渉や輸血によって感染する。日本人の場合、成人に達するまでに大多数が感染し、30歳以上ではほとんどの人がCMV抗

体をもっているといわれており、健康な人がCMVに感染しても発症することはないが、免疫力の低下した移植患者において、特にCMV抗体陰性の場合には、輸血による発症を防ぐためにCMV抗体陰性の輸血が必要である[1]。

　心臓移植後のCMV感染症のリスク因子として、他臓器と同様にD+/R−であることが多くの研究で報告されている[2,3]。また、拒絶やATGの使用がリスク因子であるとの報告もある[4,5]。

　なお、移植後の感染症のリスク因子で液性免疫を評価した研究では、移植後7日目の低γグロブリン血症（IgG＜600mg/dL）の症例でCMV感染症発症の危険因子であり、低γグロブリン血症（IgG＜600mg/dL）に低補体血症（C3＜80mg/dL）が加わるとさらに危険性が増すとの報告がある[6]。

［肺］

　肺移植では、R+が中等度のリスク、D+/R−のミスマッチ症例が高度のリスク群と報告されている[1,2]。

　肺移植に関するこれまでの報告にて、6ヵ月以上の予防投与はCMV感染のリスクを下げたこと[3]、また、12ヵ月までのバルガンシクロビル（VGCV）の予防治療は3ヵ月の予防治療よりCMV感染症発生率を有意に低下させたこと[4]、が報告されている。多施設研究でも、12ヵ月までのVGCV内服による予防治療は3ヵ月投与よりCMV感染の抑制という観点から効果を認めた[5]。The Transplantation Society International CMV Consensus Groupから出されたThe Third International Consensus Guidelines on the Management of Cytomegalovirus in Solid-organ Transplantation では、予防治療の期間として、肺移植後6〜12ヵ月が推奨されている[1,2]。

　ATGやアレムツズマブなどの治療を含む低リンパ球血症や、ステロイドの高用量使用なども、肺移植後のリスク因子といわれている[1,6]。

　本邦のデータでは、術前の抗CMV IgG抗体について、R+に比べ、D+/R−のミスマッチ症例でCMV感染症が有意に高く、両者共に陰性で有意に低かった。また、12ヵ月の予防投与が完遂できた患者は、CMV血症の頻度が有意に低かった。12ヵ月の予防投与は、副作用による早期予防投与の患者を増加させなかった[7]。

［小腸］

　小腸移植後においても、他臓器と同様にCMV D+/R−は移植後のCMV感染のリスク因子となる[1-3]。単一施設からの報告に限られるが、その他、男性、術後拒絶反応、タクロリムス血中濃度、静注ステロイド総投与量などもリスク因子として報告されている[1,2]。また、CMV D+/R−は抗ウイルス薬抵抗性の難治性CMV感染症のリスク因子でもあり、注意が必要である[4]。しかし、すべて単一施設からの報告・解析であるため、今後は多施設でのさらな

る検討が必要である。また、他臓器においてCMV R+は再活性化のリスクとされているが、小腸移植における報告はない。

参考文献

［腎］

1) Humar A, Snydman D. AST Infectious Diseases Community of Practice ; Cytomegalovirus in solid organ transplant recipients. Am J Transplant 9(Suppl 4) : S78-S86, 2009.

2) Manuel O, Kralidis G, Mueller NJ, et al. Impact of antiviral preventive strategies on the incidence and outcomes of cytomegalovirus disease in solid organ transplant recipients. Am J Transplant 13 : 2402-2410, 2013.

3) Razonable RR, Humar A ; AST Infectious Diseases Community of Practice. Cytomegalovirus in solid organ transplantation. Am J Transplant 13(Suppl4) : 93-106, 2013.

4) Razonable RR, Humar A. Cytomegalovirus in solid organ transplant recipients ; Guidelines of the American Society of Transplantation Infectious Diseases Community of Practice. Clin Transplant 33 : e13512, 2019.

5) Eid AJ, Razonable RR. New developments in the management of cytomegalovirus infection after solid organ transplantation. Drugs 70 : 965-981, 2010.

6) San Juan R, Aguado JM, Lumbreras C, et al. Impact of current transplantation management on the development of cytomegalovirus disease after renal transplantation. Clin Infect Dis 47 : 875-882,2008.

7) De Keyzer K, Van Laecke S, Peeters P, et al. Human cytomegalovirus and kidney transplantation ; a clinician's update. Am J Kidney Dis 58 : 118-126, 2011.

8) Brennan DC. Cytomegalovirus in renal transplantation. J Am Soc Nephrol 12 : 848-855, 2001.

9) Hartmann A, Sagedal S, Hjelmesaeth J. The natural course of cytomegalovirus infection and disease in renal transplant recipients. Transplantation 82(Suppl2) : S15-S17, 2006.

10) Legendre C, Pascual M. Improving outcomes for solid-organ transplant recipients at risk from cytomegalovirus infection ; late-onset disease and indirect consequences. Clin Infect Dis 46 : 732-740, 2008.

11) Crough T, Khanna R. Immunobiology of human cytomegalovirus ; from bench to bedside. Clin Microbiol Rev 22 : 76-98, 2009.

12) Bataille S, Moal V, Gaudart J, et al. Cytomegalovirus risk factors in renal transplantation with modern immunosuppression. Transpl Infect Dis 12 : 480-488, 2010.

13) Kotton CN, Kumar D, Caliendo AM, et al. The Third International Consensus Guidelines on the Management of Cytomegalovirus in Solid-organ Transplantation. Transplantation 102 : 900-931, 2018.

14) Chadban SJ, Ahn C, Axelrod DA, et al. KDIGO Clinical Practice Guideline on the Evaluation and Management of Candidates for Kidney Transplantation. Transplantation 104(4S1 Suppl 1) : S11-S103, 2020.

15) Kidney Disease ; Improving Global Outcomes(KDIGO) Transplant Work Group. KDIGO clinical practice guideline for the care of kidney transplant recipients. Am J Transplant 9 (Suppl 3) : S1-S155, 2009.

16) Fehr T, Cippá PE, Mueller NJ. Cytomegalovirus post kidney transplantation ; prophylaxis

versus pre-emptive therapy? Transpl Int 28 : 1351-1356, 2015.

17) Paya CV. Prevention of cytomegalovirus disease in recipients of solid-organ transplants. Clin Infect Dis 32 : 596-603, 2001.

18) Preiksaitis JK, Brennan DC, Fishman J, et al. Canadian society of transplantation consensus workshop on cytomegalovirus management in solid organ transplantation final report. Am J Transplant 5 : 218-227, 2005.

19) Lawen JG, Davies EA, Mourad G, et al. Randomized double-blind study of immunoprophylaxis with basiliximab, a chimeric anti-interleukin-2 receptor monoclonal antibody, in combination with mycophenolate mofetil-containing triple therapy in renal transplantation. Transplantation 75 : 37-43, 2003.

20) Webster AC, Playford EG, Higgins G, et al. Interleukin 2 receptor antagonists for renal transplant recipients ; a meta-analysis of randomized trials. Transplantation 77 : 166-176, 2004.

21) Vacher-Coponat H, Brunet C, Moal V, et al. Tacrolimus/mycophenolate mofetil improved natural killer lymphocyte reconstitution one year after kidney transplant by reference to cyclosporine/azathioprine. Transplantation 82 : 558-566, 2006.

22) Brennan DC, Legendre C, Patel D, et al. Cytomegalovirus incidence between everolimus versus mycophenolate in *de novo* renal transplants ; pooled analysis of three clinical trials. Am J Transplant 11 : 2453-2462, 2011.

23) Cervera C, Cofan F, Hernandez C, et al. Effect of mammalian target of rapamycin inhibitors on cytomegalovirus infection in kidney transplant recipients receiving polyclonal antilymphocyte globulins ; a propensity score-matching analysis. Transpl Int 29 : 1216-1225, 2016.

24) Radtke J, Dietze N, Spetzler VN, et al. Fewer cytomegalovirus complications after kidney transplantation by *de novo* use of mTOR inhibitors in comparison to mycophenolic acid. Transpl Infect Dis 18 : 79-88, 2016.

［肝］

1) Meesing A, Razonable RR. Pharmacologic and immunologic management of cytomegalovirus infection after solid organ and hematopoietic stem cell transplantation. Expert Rev Clin Pharmacol 11(8) : 773-788, 2018.

2) Manuel O, Pang XL, Humar A, et al. An assessment of donor-to-recipient transmission patterns of human cytomegalovirus by analysis of viral genomic variants. J Infect Dis 199 (11) : 1621-1628, 2009.

3) Eid AJ, Razonable RR. New developments in the management of cytomegalovirus infection after solid organ transplantation. Drugs 70(8) : 965-981, 2010.

4) Fernandez-Ruiz M, Gimenez E, Vinuesa V, et al. Regular monitoring of cytomegalovirus specific cell-mediated immunity in intermediate-risk kidney transplant recipients ; predictive value of the immediate post-transplant assessment. Clin Microbiol Infect 25(3) : 381.e1-381.e10, 2018.

5) Singh N, Wannstedt C, Keyes L, et al. Who among cytomegalovirus-seropositive liver transplant recipients is at risk for cytomegalovirus infection? Liver Transpl 11(6) : 700-704, 2005.

6) Gardiner BJ, Nierenberg NE, Chow JK, et al. Absolute lymphocyte count ; a predictor of recurrent cytomegalovirus disease in solid organ transplant recipients. Clin Infect Dis 67(9) :

1395-1402, 2018.

7) Meesing A, Abraham R, Razonable RR. Clinical correlation of cytomegalovirus infection with CMV-specific CD8+T-cell immune competence score and lymphocyte subsets in solid organ transplant recipients. Transplantation 103(4) : 832-838, 2018.

8) Gala-Lopez BL, Senior PA, Koh A, et al. Late cytomegalovirus transmission and impact of T-depletion in clinical islet transplantation. Am J Transplant 11(12) : 2708-2714, 2011.

9) Portela D, Patel R, Larson-Keller JJ, et al. OKT3 treatment for allograft rejection is a risk factor for cytomegalovirus disease in liver transplantation. J Infect Dis 171(4) : 1014-1018, 1995.

10) Atabani SF, Smith C, Atkinson C, et al. Cytomegalovirus replication kinetics in solid organ transplant recipients managed by preemptive therapy. Am J Transplant 12 : 2457-2464, 2012.

11) Manuel O, Kralidis G, Mueller NJ, et al. Impact of antiviral preventive strategies on the incidence and outcomes of cytomegalovirus disease in solid organ transplant recipients. Am J Transplant 13 : 2402-2410, 2013.

12) Sheng L, Jun S, Jianfeng L, et al. The effect of sirolimus-based immunosuppression vs. conventional prophylaxis therapy on cytomegalovirus infection after liver transplantation. Clin Transplant 29(6) : 555-559, 2015.

13) Andrassy J, Hoffmann VS, Rentsch M, et al. Is cytomegalovirus prophylaxis dispensable in patients receiving an mTOR inhibitor-based immunosuppression? A systematic review and meta-analysis. Transplantation 94(12) : 1208-1217, 2012.

14) Su L, Tam N, Deng R, et al. Everolimus-based calcineurin-inhibitor sparing regimens for kidney transplant recipients ; a systematic review and meta-analysis. Int Urol Nephrol 46 (10) : 2035-2044, 2014.

［膵］

1) Razonable RR, Humar A. Cytomegalovirus in solid organ transplant recipients ; Guidelines of the American Society of Transplantation Infectious Diseases Community of Practice. Clin Transplant 33(9) : e13512, 2019.

2) Aziz F, Jorgenson MR, Parajuli S, et al. Polyomavirus and cytomegalovirus infections are risk factors for grafts loss in simultaneous pancreas and kidney transplan. Transpl Infect Dis 22 (3) : e13272, 2020.

3) Schachtner T, Zaks M, Otto NM, et al. Simultaneous pancreas/kidney transplant recipients are predisposed to tissue-invasive cytomegalovirus disease and concomitant infectious complications. Transpl Infect Dis19(5) : 2017.

4) Elfadawy N, Flechner SM, Liu X, et al. CMV viremia is associated with a decreased incidence of BKV reactivation after kidney and kidney-pancreas transplantation. Transplantation 96(12) : 1097-1103, 2013.

5) Fallatah SM, Marquez MA, Bazerbachi F, et al. Cytomegalovirus infection post-pancreas-kidney transplantation ; results of antiviral prophylaxis in high-risk patients. Clin Transplant 27(4) : 503-509, 2013.

6) Herrero-Martínez JM, Lumbreras C, Manrique A, et al. Epidemiology, risk factors and impact on long-term pancreatic function of infection following pancreas-kidney transplantation. Clin Microbiol Infect 19 (12) : 1132-1139, 2013.

7) Parsaik AK, Bhalla T, Dong M, et al. Epidemiology of cytomegalovirus infection after pancreas transplantation. Transplantation 92(9) : 1044-1050, 2011.

8) Rayes N, Seehofer D, Kahl A, et al. Long-term outcome of cytomegalovirus infection in simultaneous pancreas-kidney transplant recipients without ganciclovir prophylaxis. Transpl Int 20(11) : 974-981, 2007.

9) Axelrod D, Leventhal JR, Gallon LG, et al. Reduction of CMVdisease with steroid-free immunosuppresssion in simultaneous pancreas-kidney transplant recipients. Am J Transplant 5(6) : 1423-1429, 2005.

10) Stratta RJ, Alloway RR, Lo A, et al ; PIVOT Study Group. Effect of donor-recipient cytomegalovirus serologic status on outcomes in simultaneous kidney-pancreas transplant recipients. Transplant Proc 36(4) : 1082-1083, 2004.

11) Knight RJ, Graviss EA, Nguyen DT, et al. Conversion from tacrolimus-mycophenolate mofetil to tacrolimus-mTOR immunosuppression after kidney-pancreas transplantation reduces the incidence of both BK and CMV viremia. Clin Transplant 32(6) : e13265, 2018.

［心］

1) Costanzo MR, Dipchand A, Starling R, et al. The International Society of Heart and Lung Transplantation Guidelines for the care of heart transplant recipients. J Heart Lung Transplant 29 : 914-956, 2010.

2) Kijpittayarit-Arthurs S, Eid AJ, Kremers WK, et al. Clinical features and outcomes of delayed-onset primary cytomegalovirus disease in cardiac transplant recipients. J Heart Lung Transplant 26 : 1019-1024, 2007.

3) Echenique IA, Angarone MP, Rich JD, et al. Cytomegalovirus infection in heart transplantation ; A single center experience. Transpl Infect Dis 20 : e12896, 2018.

4) Santos CA, Brennan DC, Fraser VJ, et al. Incidence, risk factors, and outcomes of delayed-onset cytomegalovirus disease in a large, retrospective cohort of heart transplant recipients. Transplant Proc 46 : 3585-3592, 2014.

5) Carrier M, Leblanc MH, Perrault LP, et al. Basiliximab and rabbit anti-thymocyte globulinfor prophylaxis of acute rejection after heart transplantation ; a non-inferiority trial. J Heart Lung Transplant 26 : 258-263, 2007.

6) Kotton CN, Kumar D, Caliendo AM, et al ; The Transplantation Society International CMVCG. The Third International Consensus Guidelines on the Management of Cytomegalovirus in Solid-organ Transplantation. Transplantation 102 : 900-931, 2018.

［肺］

1) Razonable RR, Humar A. Cytomegalovirus in solid organ transplant recipients? Guidelines of the American Society of Transplantation infectious Diseases community of practice. Clin Transplant 33(9) : e13512, 2019.

2) Kotton CN, Kumar D, Caliendo AM, et al. The third international consensus guidelines on the management of cytomegalovirus in solid-organ transplantation. Transplantation 102 : 900-931, 2018.

3) Grossi P, Mohacsi P, Szabolcs Z, et al. Cytomegalovirus Immunoglobulin After Thoracic Transplantation ; An Overview. Transplantation 100 : S1-S4, 2016.

4) Finlen Copeland CA, Davis WA, Snyder LD, et al. Lon-term efficacy and safety of 12 months of valganciclovir prophylaxis compared with 3 months after lung transplantation ; a single-center, long-term follow-up analysis from a randomized, controlled cytomegalovirus prevention trial. J Heart Lung Transplant 30 : 990-996, 2011.

5) Palmer SM, Limaye AP, Banks M, et al. Extended valganciclovir prophylaxis to prevent

cytomegalovirus after lung transplantation ; a randomized, controlled trial. Ann Intern Med 152 : 761-769, 2010.

6) Kwak SH, Lee SH, Park MS, et al. Risk factors for cytomegalovirus reactivation in lung transplant recipients. Lung 198 : 829-838, 2020.

7) Ohata K, Chen-Yoshikawa TF, Takahashi K, et al. Cytomegalovirus infection in living-donor and cadaveric lung transplantation. Interact Cardiovasc Thorac Surg 25 : 710-715, 2017.

［小腸］

1) Mañez R, Kusne S, Green M, et al. Incidence and risk factors associated with the development of cytomegalovirus disease after intestinal transplantation. Transplantation 59 (7) : 1010-1014, 1995.

2) Nagai S, Mangus RS, Anderson E, et al. Cytomegalovirus Infection After Intestinal / Multivisceral Transplantation ; A Single-Center Experience With 210 Cases. Transplantation 100(2) : 451-460, 2016.

3) Ambrose T, Sharkey LM, Lous-Auguste J, et al. Cytomegalovirus Infection and Rates of Antiviral Resistance Following Intestinal and Multivisceral Transplantation. Transplant Proc 48(2) : 492-496, 2016.

4) Timpone JG, Yimen M, Cox S, et al. Resistant cytomegalovirus in intestinal and multivisceral transplant recipients. Transpl Infect Dis 18(2) : 202-209, 2016.

4 ■ 予防投与と先制治療の比較

CQ Ⅷ-4-1

感染症発症抑制効果はどちらがよいか

■ステートメント

[臓器共通]

予防投与とモニタリングに基づいた先制治療は同等に有用である。CMV高リスク（D+/R−）と中間リスク（R+）では、生命予後は同じであるが、CMV感染症発生抑制の観点から、臓器によっては予防投与を推奨している。

〈 推奨グレード 強　エビデンスレベル A 〉

[腎]

CMV高リスク（D+/R−）と中間リスク（R+）において、予防投与は先制治療と比べ生命予後や腎喪失は同等であり、CMV感染症発症を低く抑える。CMV感染症発症が悪いアウトカムと関連し医療費増大にもつながるため、CMV高リスクのみならず中間リスクにおいても予防投与を推奨する。

CMV高リスク（D+/R−）においてlate onset CMV disease/post-prophylaxis delayedonset CMV diseaseは予防投与終了後3〜6ヵ月に発症頻度が高い。そのためバルガンシクロビル（VGCV）による予防投与を180〜200日程度行い、その後CMV感染のモニタリングを続けて、先制治療を行うことを推奨する（予防治療後のモニタリング）。

CMV中間リスク（R+）はVGCVによる予防投与を90〜100日程度行い、その後CMV感染のモニタリングを続けて、先制治療を行うことを推奨する（予防治療後のモニタリング）。

CMV低リスク（D−/R−）に関してはデータがなく、従来のガイドラインを踏襲してCMV感染症あるいは症状をモニタリングして先制治療あるいは免疫抑制薬の減量を行うことを推奨する。

〈 推奨グレード 強　エビデンスレベル B 〉

[肝]

予防投与とモニタリングに基づいた先制治療、双方とも同等に極めて有用である。

〈 推奨グレード 強　エビデンスレベル A 〉

[膵]

CMV血症の発症頻度は予防投与が先制治療と比較して低値であるが、CMV感染症の

発症頻度は同等である。CMV感染症の予防のため、膵移植後はいずれかの治療を行うことを強く推奨する。

〈 推奨グレード 強　エビデンスレベル A 〉

[心]

CMV高リスク（D+/R−）には予防投与を推奨する。

〈 推奨グレード 弱　エビデンスレベル C 〉

[肺]

予防投与を推奨する。

〈 推奨グレード 弱　エビデンスレベル C 〉

[小腸]

予防投与と先制治療の優劣については不明である。

解　説

[腎]

a. CMVリスク別によらない、全患者における予防投与と先制治療の比較

アウトカムの死亡に関しては8本の論文で検討されており、バルガンシクロビル（VGCV）同士を比較した48ヵ月のフォローの論文1本でdeath with functioning graft が予防投与群（8%）に比べて先制治療群（0%）で有意に少なかったが[1]、その他の12ヵ月から最大84ヵ月フォローした7本の研究では両群間に差がなかった[2-8]。腎喪失は7本で検討されており、uncensored patient death graft failure に関して2本で相反する結果となっている。1本は移植後100日以降で、4年間フォローアップした研究では先制治療群が有意に悪く[3]、一方予防投与群が有意に悪い[6]という報告もある。その他の5本のRCT では両群間で差がなかった[1,4,5,7,8]。RCT および観察研究が含まれた先制治療群と予防投与群の直接比較のmeta-analysis[9]では両群間で腎喪失には差がなかったとしている。

拒絶反応に関しては8本で検討され、予防投与群が有意に少ない論文が2本[4,6]、有意ではないが少ない傾向にあるものが3本[1,5,10]、差がないものが3本であり[3,7,8]、拒絶反応においては先制治療群で多い可能性が示唆された。RCTおよび観察研究を統合し先制治療群と予防投与群を直接比較したmeta-analysis[9]では両群に差がないものの、統合値は予防投与群でやや良好であった（−2%）。移植腎機能（糸球体濾過量や%変化量）に関しては5本のRCT で評価され12ヵ月から最長48ヵ月までフォローされていたが両群間において差がなかった[1,3,4,10]。

CMV感染症に関しては、予防投与群で有意に発症を抑制したという論文が3本[3,7,8]、予防投与群と先制治療群で差がなかったという論文が4本[2,4,5,11]であった。予防投与群と先制

108

治療群を直接比較したmeta-analysisではRCTだけで統合したものは予防投与群と先制治療群に差がないが、今回のsystematic reviewで抽出した文献[2)3)4)8)11)]しか含んでいないことは注意すべきである。観察研究を統合したmeta-analysisでは6％予防投与群で有意にCMV感染症発症を抑制し、RCTと観察研究両方の統合で予防投与群が5％程度有意にCMV感染症発症を抑制した[9)]。

　Late onset CMV diseaseに関しては、12ヵ月以降も先制治療に準じて定期的に核酸定量検査（PCR法）でモニタリングするため（予防治療後モニタリング）、CMV DNA血症となった際には先制治療を行うことで、12ヵ月以降の発症も非常に少ない結果であった[8)]。4本の研究で予防投与終了後のCMV DNA血症のcut off閾値でlate onset CMV infectionとして評価しているが、すべての研究において予防投与群で投与終了後にCMV DNA血症が増えている[2)-4)6)]。研究全期間でのCMV viremiaは多くの研究で定義したCMV DNA定量検査のcut off閾値を使用しており、それは先制治療群の治療開始閾値であるために、いずれの研究も先制治療群が多い結果となった。

　コストに関しては研究を行った国の薬剤費やPCR費用によっても変わるために解釈には注意を要する。3本RCTがあるが[2)4)5)]、VGCVでの比較の研究では予防投与群と先制治療群では予防投与にかかる費用とPCR検査費用を総合したコストに差がなかった[2)]。予防投与の薬剤費・PCRよりもCMV感染症の治療にかかるコストが最も高額であった[1)]。副作用（白血球減少・好中球減少、移植後糖尿病発症など）の観点からもVGCVを用いた研究では12ヵ月、84ヵ月の報告でも両群間に差がなかった[7)8)]。文献9)のmeta-analysisの結果では、生検で証明される拒絶反応や腎喪失に関しては予防投与群と先制治療群は同等で差がなく、CMV感染症抑制に関しては予防投与群が良好であるが、予防投与のCMV感染症抑制に対するNNT（number needed to treat）が16と必ずしも低くないため、文献9)のmeta-analysisの著者は先制治療を推奨する結論となっている。

b. CMV高リスク（D+/R-）

　腎喪失を観察した2本のRCTではCMV高リスク群において予防投与群と先制治療群において差は認めなかった[3)6)]。Time to first CMV DNA血症までの時間は先制治療群で有意に早いという妥当な結果であったが[3)]、12ヵ月時点でのCMV DNA血症の発症は、予防投与終了後にウイルス血症を発症したことで結局は同等の発症率となっているため、予防投与群と先制治療群の両群において差はなかった[3)]。Meta-analysis[9)]によるとR-群が含まれる（R+も混在）すべてのCMVリスクの患者に予防投与をしてもLate onset CMV infection/diseaseが結局は発生するので、CMV感染症に関しては両群で有意差がなかった。検索されたRCTからは予防投与群で有意にlate onset CMV disease/post-prophylaxis delayed-onset CMV diseaseが増えるという結果は見受けられなかったが、アメリカ移植学会・The Transplantation Society International CMV Consensus Groupのガイドラインからはlate onset CMV disease/Post-prophylaxis delayed-onset CMV diseaseのリスクが予防投与終了後3〜6ヵ月間は高いため、かつ200日間のprophylaxisの投与期間延長の良好な試験結果を受けて、6ヵ月の予防治療が推奨され、その後も厳重なモニタリングが推奨されている。

c. CMV中間リスク(R+)

文献7)8)は現在本邦で使用されているVGCVを用いた12ヵ月、84ヵ月フォローした同一コホートを用いた、CMV serostatusがR+の集団のみでのCMV中間リスク群に対するRCTである。CMV感染症発症は両RCTにおいて予防投与群で有意に少なく、その発症はほぼ12ヵ月以内で認められ、12ヵ月以降の発症は非常に少なかった[7)8)]。死亡、腎喪失、拒絶反応、腎機能、副作用など両群間で12ヵ月および84ヵ月まで差がなかった[7)8)]。レシピエントのCMV serostatusがR+だけに絞った研究のmeta-analysisでは予防投与群が先制治療群に比べて5%有意にCMV感染症を減らした[9)]。

d. CMV低リスク(D−/R−)

この群に対する予防投与と先制治療を比べたRCTは今回の検索論文には認めなかった。文献1)のRCTでは20名のCMV IgG D−/R−の患者がおり、CMV治療戦略としては先制治療あるいはCMV感染症に対する治療のプロトコールとされていた。12ヵ月以内のCMV DNA血症は1名のみであり、その患者へは先制治療を施された。

［肝］

肝移植後のCMV感染対策としては、予防投与とモニタリングに基づいた先制治療、双方とも同等に極めて有用であることがエビデンスに基づいて証明されている。肝移植領域における予防投与vs. 先制治療のRCTはないものの、meta-analysisにより、CMV感染症予防の観点で両者は同等であり(CMV感染症発生率はいずれにおいても10%未満)、死亡率、グラフトロス、急性拒絶反応のリスクも同等であることが証明されている[1)-5)]。CMV血症の頻度はもちろん先制治療で有意に高いが、遅発性CMV血症／感染症や好中球減少(骨髄抑制)の頻度は予防治療で有意に高い。D+/R−の高リスク群ではその症例数が少ないためエビデンスは限定的ではあるが、予防投与と先制治療いずれも有効性は同等であることがコホート研究やmeta-analysisで示されている[3)6)]。結論としてD+/R−あるいはR+群(D+/R+、D−/R+)双方において、予防治療3〜6ヵ月、あるいは3〜4ヵ月の週1回モニタリングに基づいた先制治療いずれかを選択することが、同等に強く推奨される[7)8)]。最新のD+/R−肝移植205例のRCTにおいては、CMV感染症発生率が先制治療において有意に低く(9% vs.19%)、コスト面でも優れていることが報告された[9)]。

高リスク群、すなわち、D+あるいはR+の症例で移植前にT細胞除去療法やリツキシマブ／血漿交換などによる脱感作が行われた場合、あるいはHIV感染症例においては、予防投与

を選択することが推奨される[3)6)10)]。

[膵]

　Lopez-Medranoら[1)]は、術前R+に膵移植後のCMV感染予防に関するコホート研究（未治療10例、予防投与29例、先制投与13例）を施行している。これによると移植後6ヵ月までのCMV感染症発症率は未治療30％に対し、予防投与6.9％、先制投与23％であり、予防投与の有効性を報告している。しかしながら、同研究で術前R−では、3ヵ月の抗ウイルス薬の予防投与後に33.3％のCMV感染症を認め、3ヵ月の予防投与では十分ではなかったとしている。その他の膵移植に関しての比較試験はあまり報告がない。

　一方で、腎移植においては4つの大規模RCTが行われており、CMV血症の頻度は予防投与において有意に低くなったが、CMV感染症の頻度は同等であると報告されている[2)-5)]。膵移植の95％は腎移植を伴っており、海外のガイドラインにおいても腎移植に準じて同等の効果が得られると考えられている[6)7)]。

　膵腎同時移植は腎移植と比較してCMV感染症の発症率が高く[8)]、特に血清学的高リスク（D+/R−）患者では腎移植に準じた予防投与では効果が不十分であったとの報告[9)]もあり、予防投与を行う場合は投与期間、投与量を慎重に検討する必要がある。

[心]

　心臓移植後の感染予防効果について、予防と先制治療のどちらに効果があるかを比較した質の高い研究はない。少数例の前向き観察研究で先制治療に比し、予防の方が冠動脈の最大内膜肥厚の進展が有意に抑えられたとの報告がある[1)]。高リスク患者（D+/R−）においては、CMV増幅の進展度の速さから予防が推奨されている[2)3)]。

[肺]

　肺移植に関して、予防投与と先制治療を直接比較した報告はない。これまでの報告では、一般に予防投与の方が多く行われていると報告されている。しかし、予防投与、先制治療ともメリット、デメリットが存在し、どちらかがよい、というものではない。The Transplantation Society International CMV Consensus Groupから出されたThe Third International Consensus Guidelines on the Management of Cytomegalovirus in Solidorgan Transplantationでは、肺移植においては先制治療より予防投与を推奨している（弱い推奨）。予防投与の期間としては、肺移植後6〜12ヵ月が推奨されている[1)2)]。本邦からは、12ヵ月の予防投与がCMV感染のリスクを減少させた、という報告がある[3)]。

[小腸]

　小腸移植後の予防として予防投与と先制治療を比較したRCTはなく両療法の優劣につい

ては明らかではないが、予防投与法を行われた報告が散見される[1)-5)]。一般に、固形臓器移植における予防法は、予防投与と先制治療があるが、それらに加えてハイブリット法を選択されることがあり小腸移植も同様である[6)7)]。

　小腸移植後の治療のレジメンについては、CMV抗体ドナー・レシピエントミスマッチと経口治療薬が吸収可能かどうかによる。低リスク（D-/R-）症例に対しては術後のCMV感染率の低さから予防投与の軽減を提言する報告[1)]もあるが、高リスク（D+/R-）症例については一定の見解はない。小腸移植・多臓器移植術後では他の臓器移植と比較し、GCV耐性CMVの感染率が高い可能性も報告[3)]されていることから、予防法についてはさらなる検討が必要である。

参考文献

［腎］

1）Spinner ML, Saab G, Casabar E, et al. Impact of prophylactic versus preemptive valganciclovir on long-term renal allograft outcomes. Transplantation 90(4)：412-418, 2010.

2）Khoury JA, Storch GA, Bohl DL, et al. Prophylactic versus preemptive oral valganciclovir for the management of cytomegalovirus infection in adult renal transplant recipients. Am J Transplan 6(9)：2134-2143, 2006.

3）Kliem V, Fricke L, Wollbrink T, et al. Improvement in long-term renal graft survival due to CMVprophylaxis with oral ganciclovir；results of a randomized clinical trial. Am J Transplant 8(5)：975-983, 2008.

4）Reischig T, Jindra P, Hes O, et al. Valacyclovir prophylaxis versus preemptive valganciclovir therapy to prevent cytomegalovirus disease after renal transplantation. Am J Transplant 8(1)：69-77, 2008.

5）Kielberger L, Bouda M, Jindra P, et al. Pharmacoeconomic impact of different regimens to prevent cytomegalovirus infection in renal transplant recipients. Kidney Blood Press Res 35(6)：407-416, 2012.

6）Reischig T, Hribova P, Jindra P, et al. Long-term outcomes of pre-emptive valganciclovir compared with valacyclovir prophylaxis for prevention of cytomegalovirus in renal transplantation. J Am Soc Nephrol 23(9)：1588-1597, 2012.

7）Witzke O, Hauser IA, Bartels M, et al. Valganciclovir prophylaxis versus preemptive therapy in cytomegalovirus-positive renal allograft recipients；1-year results of a randomized clinical trial. Transplantation 93(1)：61-68, 2012.

8）Witzke O, Nitschke M, Bartels M, et al. Valganciclovir Prophylaxis Versus Preemptive Therapy in Cytomegalovirus-Positive Renal Allograft Recipients；Long-term Results After 7 Years of a Randomized Clinical Trial. Transplantation 102(5)：876-882, 2018.

9）Caskurlu H, Karadag FY, Arslan F, et al. Comparison of universal prophylaxis and preemptive approach for cytomegalovirus associated outcome measures in renal transplant patients ; A meta-analysis of available data. Transpl Infect Dis 21(1) : e13016, 2019.

10) Reischig T, Nemcová J, Vanecek T, et al. Intragraft cytomegalovirus infection ; a randomized trial of valacyclovir prophylaxis versus pre-emptive therapy in renal transplant recipients. Antivir Ther 15(1) : 23-30, 2010.

11) Jung C, Engelmann E, Borner K, et al. Preemptive oral ganciclovir therapy versus prophylaxis to prevent symptomatic cytomegalovirus infection after kidney transplantation. Transplant proc 33(7-8) : 3621-3623, 2001.

参考ガイドライン

1. The Third International Consensus Guidelines on the Management of Cytomegalovirus in Solid-organ Transplantation. Transplantation 102 : 900-931, 2018.

2. Cytomegalovirus in solid organ transplant recipients? Guidelines of the American Society of Transplantation Infectious Diseases Community of Practice. Clinical Transplantation 33 : e13512, 2019.

〔肝〕

1) Owers DS, Webster AC, Strippoli GF, et al. Pre-emptive treatment for cytomegalovirus viraemia to prevent cytomegalovirus disease in solid organ transplant recipients. Cochrane Database Syst Rev 2013(2) : CD005133, 2019.

2) Florescu DF, Qiu F, Schmidt CM, et al. A direct and indirect comparison meta-analysis on the efficacy of cytomegalovirus preventive strategies in solid organ transplant. Clin Infect Dis 58 : 785-803, 2014.

3) Mumtaz K, Faisal N, Husain S, et al. Universal prophylaxis or preemptive strategy for cytomegalovirus disease after liver transplantation ; a systematic review and meta-analysis. Am J Transplant 15 : 472-481, 2015.

4) Lautenschlager I, Loginov R, Mäkisalo H, et al. Prospective study on CMV-reactivations under preemptive strategy in CMV-seropositive adult liver transplant recipients. J Clin Virol 57(1) : 50-53, 2013.

5) Bodro M, Sabé N, Lladó L, et al. Prophylaxis versus preemptive therapy for cytomegalovirus disease in high-risk liver transplant recipients. Liver Transpl 18(9) : 1093-1099, 2012.

6) Manuel O, Kralidis G, Mueller NJ, et al. Impact of antiviral preventive strategies on the incidence and outcomes of cytomegalovirus disease in solid organ transplant recipients. Am J Transplant 13 : 2402-2410, 2013.

7) Meesing A, Razonable RR. Pharmacologic and immunologic management of cytomegalovirus infection after solid organ and hematopoietic stem cell transplantation. Expert Rev Clin Pharmacol 11(8) : 773-788, 2018.

8) Manuel O, Pang XL, Humar A, et al. An assessment of donor-to-recipient transmission patterns of human cytomegalovirus by analysis of viral genomic variants. J Infect Dis 199 (11) : 1621-1628, 2009.

9) Singh N, Winston DJ, Razonable RR, et al. Cost-effectiveness of preemptive therapy versus prophylaxis in a randomized clinical trial for the prevention of CMV disease in seronegative liver transplant recipients with seropositive donors. Clin Infect Dis 73(9) : E2739-E2745, 2021.

10) Moreno A, Cervera C, Fortún J, et al ; OLT-HIV FIPSE Cohort Investigators. Epidemiology and outcome of infections in human immunodeficiency virus/hepatitis C virus-coinfected liver transplant recipients ; a FIPSE/GESIDA prospective cohort study. Liver Transpl 18(1) :

70-81, 2012.

［膵］

1) Lopez-Medrano F, Rueda B, et al. Preemptive therapy is not adequate for prevention of cytomegalovirus disease in pancreas-kidney transplant recipients. Transpl Infect Dis 11 (5)： 400-404, 2009.

2) Khoury JA, Storch GA, Bohl DL, et al. Prophylactic versus preemptive oral valganciclovir for the management of cytomegalovirus infection in adult renal transplant recipients. Am J Transplant 6 (9)： 2134-2143, 2006.

3) Kliem V, Fricke L, Wollbrink T, et al. Improvement in longterm renal graft survival due to CMVprophylaxis with oral ganciclovir；results of a randomized clinical trial. Am J Transplant 8 (5)： 975-983, 2008.

4) Reischig T, Jindra P, Hes O, et al. Valacyclovir prophylaxis versus preemptive valganciclovir therapy to prevent cytomegalovirus disease after renal transplantation. Am J Transplant 8 (1)： 69-77, 2008.

5) Spinner ML, Saab G, Casabar E, et al. Impact of prophylactic versus preemptive valganciclovir on long-term renal allograft outcomes. Transplantation 90 (4)： 412-418, 2010.

6) Kotton CN, Kumar D, Caliendo AM, et al. The Third International Consensus Guidelines on the Management of Cytomegalovirus in Solid-organ Transplantation. Transplantation 102 (6)： 900-931, 2018.

7) Razonable RR, Humar A. Cytomegalovirus in solid organ transplant recipients-Guidelines of the American Society of Transplantation Infectious Diseases Community of Practice. Clin Transplant 33 (9)： e13512, 2019.

8) Becker BN, Becker YT, Leverson GE, et al. Reassessing the impact of cytomegalovirus infection in kidney and kidney-pancreas transplantation. Am J Kidney Dis 39 (5)： 1088-1095, 2002.

9) Fallatah SM, Marquez MA, Bazerbachi F, et al. Cytomegalovirus infection post-ancreaskidney transplantation；results of antiviral prophylaxis in high-risk patients. Clin Transplant 27 (4)： 503-509, 2013.

［心］

1) Potena L, Grigioni F, Magnani G, et al. Prophylaxis versus preemptive anticytomegalovirus approach for prevention of allograft vasculopathy in heart transplant recipients. J Heart Lung Transplant 28： 461-467, 2009.

2) Costanzo MR, Dipchand A, Starling R, et al. The International Society of Heart and Lung Transplantation Guidelines for the care of heart transplant recipients. J Heart Lung Transplant 29： 914-956, 2010.

3) Razonable RR, Humar A. Cytomegalovirus in solid organ transplant recipients；Guidelines of the American Society of Transplantation Infectious Diseases Community of Practice. Clin Transplant 33： e13512, 2019.

［肺］

1) Razonable RR, Humar A. Cytomegalovirus in solid organ transplant recipients-Guidelines of the American Society of Transplantation Infectious Diseases Community of Practice. Clin Transplant 33： e13512, 2019.

2) Kotton CN, Kumar D, Caliendo AM, et al. The Third International Consensus Guidelines on

the Management of Cytomegalovirus in Solid-organ Transplantation. Transplantation 102 : 900-931, 2018.

3) Ohata K, Chen-Yoshikawa TF, Takahashi K, et al. Cytomegalovirus infection in living-donor and cadaveric lung transplantation. Interct Cardiovasc Thorac Surg 25 : 710-715, 2017.

［小腸］

1) Nagai S, Mangus RS, Anderson E, et al. Cytomegalovirus Infection After Intestinal/ Multivisceral Transplantation ; A Single-Center Experience With 210 Cases. Transplantation 100(2) : 451-460, 2016.

2) Henry M, Leick M, Florescu DF, et al. Valganciclovir for the treatment of cytomegalovirus infections in pediatric intestinal transplant recipients ; A case series. Pediatr Transplant 25 (6) : e14034, 2021

3) Timpone JG, Yimen M, Cox S, et al. Resistant cytomegalovirus in intestinal and multivisceral transplant recipients. Transpl Infect Dis 18(2) : 202-209, 2016.

4) Silva JT, San-Juan R, Fernandez-Caamano B, et al. Infectious Complications Following Small Bowel Transplantation. Am J Transplant 16(3) : 951-959, 2016.

5) Florescu DF, Langnas AN, Grant W, et al. Incidence, risk factors, and outcomes associated with cytomegalovirus disease in small bowel transplant recipients. Pediatr Transplant 16 (3) : 294-301, 2012.

6) Kotton CN, Kumar D, Caliendo AM, et al. The Third International Consensus Guidelines on the Management of Cytomegalovirus in Solid-organ Transplantation. Transplantation 102 (6) : 900-931, 2018.

7) Flirescu DF, Qiu F, Schmidt CM, et al. A direct and indirect comparison meta-analysis on the efficacy of cytomegalovirus preventive strategies in solid organ transplant. Clin Infect DisSW 58 : 785-803, 2014.

予防投与・先制治療の終了目標は

■ステートメント

[臓器共通]

抗ウイルス療法の予防投与・先制治療の期間は臓器・個別に判断する。

〈 推奨グレード 強　エビデンスレベル A 〉

[腎]

抗ウイルス療法の治療期間は個別に判断すべきである。

〈 推奨グレード 強　エビデンスレベル A 〉

抗ウイルス療法への反応をモニタリングする際には、CMV抗原血症検査（アンチゲネミア法）もしくは核酸定量法（PCR法）を週1回は実施することが望ましい。

〈 推奨グレード 強　エビデンスレベル A 〉

抗ウイルス療法は、臨床的に疾患が治癒し、CMV抗原血症検査が陰性化もしくは核酸定量法で特定の閾値以下が確認されるまで最低2週間継続する。

〈 推奨グレード 強　エビデンスレベルA 〉

CMV抗原血症検査あるいは低感度核酸定量法にてウイルス量をモニタリングする場合、抗ウイルス薬治療を中止する前に少なくとも2週間連続して検出されないことを確認することが望ましい。

〈 推奨グレード 強　エビデンスレベル A 〉

モニタリング期間は、高感度核酸定量法を使用する場合、1回の陰性を確認するまでに短縮される可能性がある。

〈 推奨グレード 弱　エビデンスレベル B 〉

[肝]

予防投与は経口バルガンシクロビル（VGCV）900mg×1/日あるいは静注ガンシクロビル（GCV）5mg/kg×1/日で最低3ヵ月、症例により6ヵ月まで延長、が原則である。

先制治療の場合のモニタリングは最低3ヵ月実施し、アンチゲネミアあるいはウイルス量が先制治療開始基準に達した場合、初期投与量は経口VGCV 900mg×2/日あるいは静注GCV 5mg/kg×2/日で治療を開始する。初期投与量を7〜4日継続投与し、その後はアンチゲネミア（ウイルス量）の低下や患者のリスクに応じて減量・中止を検討する。

〈 推奨グレード 強　エビデンスレベル A 〉

[膵]

予防投与は3〜6ヵ月間行うことを強く推奨する。

先制治療の明確な終了基準はないが、少なくとも3ヵ月間は密にスクリーニングを行う。

〈 推奨グレード 強　エビデンスレベル B 〉

［心］

予防投与は、高リスク（D+/R-）患者には3〜6ヵ月間、D+/R+には3ヵ月間行う。予防投与終了後はlate onset CMV infectionを念頭に検査を行う。

〈 推奨グレード 強　エビデンスレベル B 〉

［肺］

CMV予防投与に関しては移植後6〜12ヵ月までの期間で行う。

〈 推奨グレード 強　エビデンスレベル B 〉

先制治療の終了目標に関しては特に決まったものはない。

〈 推奨グレード 弱　エビデンスレベル D 〉

［小腸］

ほかの臓器よりも強い免疫抑制が必要となる小腸移植では1年の予防投与が行われることがある。また、先制治療時でも急性拒絶などで免疫抑制を強化する必要が生じた場合は先制治療を終了し予防投与を行うのが望ましい。

〈 推奨グレード 強　エビデンスレベル C 〉

解　説

［ 腎 ］

　治療期間を決定するために、治療に対する反応をCMV抗原血症検査（アンチゲネミア法）もしくはCMV DNA核酸定量法（PCR法）にて週単位でモニタリングする必要がある。特に近年の欧米のガイドラインにおいては、先制治療の期間は抗原血症ではなくウイルス量のモニタリングによって決定されるべきであるとされている[1)2)]。CMV抗原血症検査によるモニタリングは欧米の現行ガイドラインでは推奨されていないが、現在もわが国においてはCMV抗原血症検査によるモニタリングが中心であり、CMV DNA定量検査は普及しているとはいい難い。CMV抗原血症検査はCMV DNA定量検査より精度は劣るものの、簡便性・普及性を考慮し、わが国においては今後も指標として使用されることが推定される。

　先制治療は、臨床症状が消失し、ウイルス学的クリアランスが確認されるまで継続される。ウイルス学的クリアランスは『CMV DNA定量検査でウイルスが検出されなくなるか、事前に定義されたウイルス量の閾値を下回るレベルに達する』と定義される。治療終了時あるいは治療開始21日目までに血漿中のCMV DNA血症が消失しないことは、ウイルス学的再発の主要な予測因子である[3)]。

　臨床腎移植学会（編）「腎移植後サイトメガロウイルス感染症の診療ガイドライン2011」[4)]を含めた以前のガイドラインでは、感度の低いCMV DNA定量検査もしくは抗原血症検査を使用した研究から、週1回のCMV DNA定量検査もしくは抗原血症検査で2回連続して陰性

になることが推奨されていた。しかし、WHO基準CMV DNA定量検査などの高感度の検査を用いたモニタリングでは、CMV DNA定量検査陽性が感度の低い検査と比較して約1週間長く持続することが報告されている[5][6]。このため、高感度CMV DNA定量検査を使用する場合は、あらかじめ定めた閾値以下のウイルス量を単回確認するのみで十分な場合もあると考えられる[5][6]。組織侵襲性の胃腸疾患、肺炎、中枢神経系や網膜疾患などの治療に関してはCMV DNA定量検査での陰性化に加えてより長い治療期間が必要となる場合がある。

[肝]

予防投与は経口VGCV 900mg×1/日あるいは静注GCVで5mg/kg×1/日である[1][2][3]-[6]。D+/R−の予防治療は、肝移植後10日以内に開始し、最低3ヵ月（場合により6ヵ月まで延長）の投与が強く推奨される。ドナーのD+/D−にかかわらず、R+の症例においては3ヵ月の予防投与が推奨される。また、D+/D−でR+に移植前T細胞除去療法やリツキサン/血症交換などによる脱感作が行われた場合は、より長い（3〜6ヵ月）予防投与を検討してもよい[1][2]。

先制治療の場合のモニタリングは最低3ヵ月実施する[1][2][7]。アンチゲネミアあるいはウイルス量が先制治療開始基準に達した場合、初期投与量は経口VGCV 900mg×2/日あるいは静注GCV 5mg/kg×2/日で開始する[1][2][7][8]。

初期投与量を7〜14日継続投与し、その後はアンチゲネミアあるいはウイルス量の低下や患者のリスクに応じて、経口VGCVの場合は900mg×1/日に、静注GCVの場合は5mg/kg/日に減量してCMVが消失まで継続する場合が多い。原則としてアンチゲネミアやウイルス量が減少するまでは、初期投与量を継続する。投与量、投与期間については、固定したスケジュールではなく、臨床所見やアンチゲネミアやウイルス量を参考にしながら判断することが必要である。

なお、投与終了基準に関して本邦では、アンチゲネミア2回陰性を確認して投与を終了される場合が多い[9]。経口VGCVによる維持療法については、450mg×1/日が投与されることが多いが、至適投与量・投与期間は確立していない。

[膵]

Lopez-Medranoら[1]は、膵腎同時移植における術前R−では、3ヵ月の抗ウイルス薬の予防投与後に33.3％のCMV感染症を認めたと報告している。同研究では、術前R+に対するCMV感染予防の結果、CMV感染症発症率が、未治療30％、予防投与6.9％、先制治療23％であり、少なくともR−では3ヵ月の予防投与では十分ではなかったと報告している。

一般的にCMV感染症の好発時期は移植後3ヵ月以内とされており、海外のガイドラインにおいても3ヵ月以上の予防投与が推奨されている[2][3]。腎移植においては100日投与と比較し200日投与にて有意にCMV感染症の頻度が低下した（36.8％ vs. 16.1％）との報告があり[4]、膵移植においても長期投与により高い予防効果を期待できる可能性がある。実際に血

清学的高リスク（D+/R−）である膵腎移植患者においては3ヵ月の予防投与では効果が低かったとの報告もある[5]。一方で投与期間の延長は薬剤の副作用、薬剤費用などのデメリットも存在するため、症例ごとに投与期間を判断すべきである。

　先制投与については、好発時期を考慮し少なくとも移植後3ヵ月間は毎週のスクリーニング検査が推奨されるが[1]、以降のスクリーニング頻度や明確な終了基準の検討はなされていない。血清学的リスクや免疫抑制療法の程度など、症例ごとに終了時期を検討する必要がある。

［ 心 ］

　予防の治療期間についてランダム化比較試験はなく、強い科学的根拠は存在しない。国際移植学会による2018年のガイドライン[1]では、高リスク（D+/R−）患者については3〜6ヵ月、D+/R+については3ヵ月が推奨されている。3ヵ月と6ヵ月の投与を比較した研究では、CMV感染に差はなかったとの報告がある[2]。予防の投与期間終了後3〜6ヵ月以内の晩期CMV感染（late onset CMV infection）が報告されており、投与期間終了後は早期での再発リスクを念頭に検査を行う必要がある[3][4]。先制治療についての確固たるプロトコールはなく、各施設からの報告に限られている[5][6]。週に1回以上の検査を少なくとも移植後3ヵ月間行うことが推奨されている[1]。

［ 肺 ］

　6ヵ月以上の予防投与はCMV感染のリスクを下げたこと[1]、また、12ヵ月までのVGCV予防投与は3ヵ月の予防投与よりCMV感染症発生率を有意に低下させたこと[2]、が報告されている。多施設研究でも、12ヵ月までのVGCV内服による予防投与は3ヵ月投与よりCMV感染の抑制という観点から効果を認めた[3]。

　The Transplantation Society International CMV Consensus Groupから出されたThe Third International Consensus Guidelines on the Management of Cytomegalovirus in Solid-organ Transplantationでは、予防投与の期間として、肺移植後6〜12ヵ月が推奨されている[4][5]。本邦からの報告では、12ヵ月の予防投与がCMV感染のリスクを減少させたという報告があり、予防投与期間の短縮が有意なCMVウイルス血症のリスク因子となっているため、可能なら12ヵ月までの予防投与が望ましいと考えられる[6]。

［ 小腸 ］

　小腸移植後のCMV感染の予防投与、先制治療の期間を比較した報告はない。

　先制治療を採用している施設でも、拒絶に対する免疫抑制の強化を行う際は先制治療を終了し予防投与を行っている[1]。予防投与の方法はリスクや施設によってさまざまであり一概にはいえないが、移植後CMV感染までの中央値は138.9日[2]、347日[3]、73日[4]といった報

告がある。肺移植ではあるが本邦での肺移植後のCMV感染では移植後 1 年の投与を採用している報告[5)]を考慮すると、肺移植と同程度もしくはそれ以上の免疫抑制を必要とする小腸移植でも同程度の予防投与期間が必要であると考えられる。

　ほかの臓器よりは長めの投与が必要になる。D–/R–の低リスク群でも感染の報告があり、リスクによって予防投与の期間を変更するかどうかは検討が必要である。

参考文献

［腎］
1) Kotton C, Kumar D, Caliendo A, et al. The Third International Consensus Guidelines on the Management of Cytomegalovirus in Solid-organ Transplantation. Transplantation 102(6)：900-931, 2018.
2) Razonable RR, Humar A. Cytomegalovirus in solid organ transplant recipients-Guidelines of the American Society of Transplantation Infectious Diseases Community of Practice. Clin Transplant 33(9)：e13512, 2019.
3) Asberg A, Humar A, Jardine AG, et al. Long-term outcomes of CMVdisease treatment with valganciclovir versus IV ganciclovir in solid organ transplant recipients. Am J Transplant 9：1205-1213, 2009.
4) 日本臨床腎移植学会（編）．腎移植後サイトメガロウイルス感染症の診療ガイドライン2011．日本医学館，東京，2011（https://minds.jcqhc.or.jp/docs/minds/CMV/cmv.pdf）．
5) Lisboa LF, Asberg A, Kumar D, et al. The clinical utility of whole blood versus plasma cytomegalovirus viral load assays for monitoring therapeutic response. Transplantation 91(2)：231-236, 2011.
6) Dioverti MV, Lahr B, Razonable RR. Treatment of cytomegalovirus infection and disease pre- and post-quantitative nucleic acid test standardization；does use of a more sensitive assay lead to longer treatment duration? Clin Transplant 30：154-160, 2016.

［肝］
1) Mumtaz K, Faisal N, Husain S, et al. Universal prophylaxis or preemptive strategy for cytomegalovirus disease after liver transplantation；a systematic review and meta-analysis. Am J Transplant 15：472-481, 2015.
2) Manuel O, Kralidis G, Mueller NJ, et al. Impact of antiviral preventive strategies on the incidence and outcomes of cytomegalovirus disease in solid organ transplant recipients. Am J Transplant 13：2402-2410, 2013.
3) Moreno A, Cervera C, Fortún J, et al；OLT-HIV FIPSE Cohort Investigators. Epidemiology and outcome of infections in human immunodeficiency virus/hepatitis C virus-coinfected liver transplant recipients；a FIPSE/GESIDA prospective cohort study. Liver Transpl 18(1)：70-81, 2012.
4) Paya C, Humar A, Dominguez E, et al；Valganciclovir Solid Organ Transplant Study Group. Efficacy and safety of valganciclovir vs. oral ganciclovir for prevention of cytomegalovirus disease in solid organ transplant recipients. Am J Transplant 4(4)：611-620, 2004.
5) Levitsky J, Singh N, Wagener MM, et al. A survey of CMV prevention strategies after liver transplantation. Am J Transplant 8(1)：158-161, 2008.
6) Stevens DR, Sawinski D, Blumberg E, et al. Increased risk of breakthrough infection among

cytomegalovirus donor-positive/recipient-negative kidney transplant recipients receiving lower-dose valganciclovir prophylaxis. Transpl Infect Dis 17(2)：163-173, 2015.

7）Atabani SF, Smith C, Atkinson C, et al. Cytomegalovirus replication kinetics in solid organ transplant recipients managed by preemptive therapy. Am J Transplant 12(9)：2457-2464, 2012.

8）Mattes FM, Hainsworth EG, Hassan-Walker AF, et al. Kinetics of cytomegalovirus load decrease in solid-organ transplant recipients after preemptive therapy with valganciclovir. J Infect Dis 191(1)：89-92, 2005.

9）日本造血細胞移植学会ガイドライン委員会. 造血細胞移植ガイドライン；ウイルス感染症の予防と治療；サイトメガロウイルス感染症, 第4版, 2018 (https://www.jstct.or.jp/uploads/files/guideline/01_03_01_cmv04.pdf).

〔膵〕

1）Lopez-Medrano F, Rueda B, Lizasoain M, et al. Preemptive therapy is not adequate for prevention of cytomegalovirus disease in pancreas-kidney transplant recipients. Transpl Infect Dis 11(5)：400-404, 2009.

2）Kotton CN, Kumar D, Caliendo AM, et al. The Third International Consensus Guidelines on the Management of Cytomegalovirus in Solid-organ Transplantation. Transplantation Jun 102(6)：900-931, 2018.

3）Razonable RR, Humar A. Cytomegalovirus in solid organ transplant recipients-Guidelines of the American Society of Transplantation Infectious Diseases Community of Practice. Clin Transplant 33(9)：e13512, 2019.

4）Humar A, Lebranchu Y, Vincenti F, et al. The efficacy and safety of 200 days valganciclovir cytomegalovirus prophylaxis in high-risk kidney transplant recipients. Am J Transplant 10 (5)：1228-1237, 2010.

5）Fallatah SM, Marquez MA, Bazerbachi F, et al. Cytomegalovirus infection post-pancreaskidney transplantation；results of antiviral prophylaxis in high-risk patients. Clin Transplant 27(4)：503-509, 2013.

〔心〕

1）Kotton CN, Kumar D, Caliendo AM, et al；The Transplantation Society International CMVCG. The Third International Consensus Guidelines on the Management of Cytomegalovirus in Solid-organ Transplantation. Transplantation 102：900-931, 2018.

2）Imlay H, Dumitriu Carcoana AO, et al. Impact of valganciclovir prophylaxis duration on cytomegalovirus disease in high-risk donor seropositive/recipient seronegative heart transplant recipients. Transpl Infect Dis 22：e13255, 2020.

3）Gupta S, Mitchell JD, Markham DW, et al. High incidence of cytomegalovirus disease in D+/R– heart transplant recipients shortly after completion of 3 months of valganciclovir prophylaxis. J Heart Lung Transplant 27：536-539, 2008.

4）Echenique IA, Angarone MP, Rich JD, et al. Cytomegalovirus infection in heart transplantation；A single center experience. Transpl Infect Dis 20：e12896, 2018.

5）Potena L, Grigioni F, Magnani G, et al. Prophylaxis versus preemptive anticytomegalovirus approach for prevention of allograft vasculopathy in heart transplant recipients. J Heart Lung Transplant 28：461-467, 2009.

6）Devyatko E, Zuckermann A, Ruzicka M, et al. Pre-emptive treatment with oral valganciclovir in management of CMV infection after cardiac transplantation. J Heart Lung Transplant 23：

1277-1282, 2004.

［肺］

1）Grossi P, Mohacsi P, Szabolcs Z, et al. Cytomegalovirus Immunoglobulin After Thoracic Transplantation ; An Overview. Transplantation 100 : S1-S4, 2016.

2）Finlen Copeland CA, Davis WA, Snyder LD, et al. Lon-term efficacy and safety of 12 months of valganciclovir prophylaxis compared with 3 months after lung transplantation ; a single-center, long-term follow-up analysis from a randomized, controlled cytomegalovirus prevention trial. J Heart Lung Transplant 30 : 990-996, 2011.

3）Palmer SM, Limaye AP, Banks M, et al. Extended valganciclovir prophylaxis to prevent cytomegalovirus after lung transplantation ; a randomized, controlled trial. Ann Intern Med 152 : 761-769, 2010.

4）Razonable RR, Humar A. Cytomegalovirus in solid organ transplant recipients-Guidelines of the American Society of Transplantation Infectious Diseases Community of Practice. Clin Transplant 33 : e13512, 2019.

5）Kotton CN, Kumar D, Caliendo AM, et al. The Third International Consensus Guidelines on the Management of Cytomegalovirus in Solid-organ Transplantation. Transplantation 102 : 900-931, 2018.

6）Ohata K, Chen-Yoshikawa TF, Takahashi K, et al. Cytomegalovirus infection in living-donor and cadaveric lung transplantation. Interact Cardiovasc Thorac Surg 25 : 710-715, 2017.

［小腸］

1）Pascher A, Kohler S, Neuhaus P, et al. Present status and future perspectives of intestinal transplantation. Transpl Int 21 : 401-414, 2008.

2）Timpone JG, Yimen M, Cox S, et al. Resistant cytomegalovirus in intestinal and multivisceral transplant recipients. Transpl Infect Dis 18 : 202-209, 2016.

3）Nagai S, Mangus RS, Anderson E, et al. Cytomegalovirus Infection After Intestinal/Multivisceral Transplantation ; A Single-Center Experience With 210 Cases. Transplantation 100 : 451-460, 2016.

4）Florescu DF, Langnas AN, Grant W, et al. Incidence, risk factors, and outcomes associated with cytomegalovirus disease in small bowel transplant recipients. Pediatr Transplant 16 : 294-301, 2012.

5）陳　豊史, 大畑恵資, 高橋耕治, ほか. 肺移植後のサイトメガロウイルス感染. 移植53：263-268, 2021.

CQ Ⅷ-4-3

初回治療終了後の再治療開始の目安は

■ステートメント

[臓器共通]

明確な基準はない。施設、検査方法（核酸定量法、CMV抗原血症法）、レシピエントの免疫状態（CMV IgG抗体の有無）によって判断する。

〈 推奨グレード 強　エビデンスレベル C 〉

[腎]

明確な基準はない。施設、検査方法（核酸定量法、CMV抗原血症法）、レシピエントの免疫状態（CMV IgG抗体の有無）によって判断する。

〈 推奨グレード 強　エビデンスレベル C 〉

[肝]

モニタリングに基づき治療開始基準のアンチゲネミアあるいはウイルス量を認めれば、すぐに治療再開する。予防投与終了後は、予防投与関連遅発性CMV感染症発症のモニタリングを3ヵ月は続ける。

〈 推奨グレード 弱　エビデンスレベル C 〉

[膵]

膵移植後CMV無症候の患者で、治療を再開するための閾値はまだはっきり定義されていない。症例ごとのリスクに応じた定期的な感染モニタリングと治療再開の閾値の判断が必要である。

〈 推奨グレード 弱　エビデンスレベル C 〉

[心]

明確な基準はない。再治療開始については、レシピエントのCMV IgG抗体の結果、免疫抑制薬の治療内容、CMV感染症による合併症のリスクに応じて判断する。

〈 推奨グレード 弱　エビデンスレベル C 〉

[肺]

再治療開始の目安に関しては特に決まったものはない。

〈 推奨グレード 弱　エビデンスレベル D 〉

[小腸]

再治療開始の目安に関しては特に決まったものはない。

〈 推奨グレード 弱　エビデンスレベル D 〉

──── 解　説 ────

［腎］

　PubMedと医中誌で2000年以降の文献を検索し、既存のガイドライン、ハンドリサーチによる文献も含めて検討した。

　治療終了後の再治療の基準を比較した研究は検出できなかった。予防投与終了後について最近の報告では、あらかじめ設定された基準値で先制治療を行っているものが多く[1)2)]、先制治療後の再発については、多くが初回治療と同じ基準で再治療を行っている[3)4)]。再治療の基準値については文献によってさまざまで、検査方法(CMV DNA定量検査、CMV抗原血症検査)、レシピエントの免疫状態(CMV IgG抗体の有無)、施設基準などによって判断される。

　欧米では定量核酸増幅法(QNAT)でモニタリングを行うのが一般的であり、CMV感染の診断や治療に関する論文の多くはPCR法が用いられている。日本では主にCMV抗原血症検査(アンチゲネミア法)が使用されているが、先制治療のモニタリングとしてはCMV-DNA定量検査の方が適しているとされ、欧米のガイドラインではCMV-DNA定量検査によるモニタリングを推奨している[5)6)]。近年、わが国でもPCR法が保険適応となり、今後日本でもCMV-DNA定量検査によるモニタリングが広がっていく可能性はある。

　D+/R−の高リスク患者にとっては低い閾値で治療を開始することが重要で、治療後のウイルスの陽性化や再増加には注意が必要である。一方、R+においては、ウイルス血症を認めても無症状で自然軽快したり、免疫抑制薬の減量のみで改善する場合もあり[7)]、低い閾値は不要な治療につながる可能性がある。注意すべきは、同じウイルス量であっても対象となる患者の免疫状態により臨床的な意義が異なることである。さらに、PCR法で評価する際の問題点として、各施設で使用する血液成分(全血、血漿など)や、報告単位(copies/mL、IU/mL)が統一されていないことがある。近年WHOよりIU(国際単位)を用いた定量単位の統一が可能となったが、従来のPCR法で報告されたデータの比較や解釈の際には注意が必要である。

　先制治療および予防投与終了後の治療開始の目安について明確な基準はないが、患者背景によりリスクを評価し、治療開始のタイミングを判断する必要がある。

［肝］

　予防投与終了後、先制治療終了後、いずれの場合でも、モニタリングに基づき治療開始基準のアンチゲネミアあるいはウイルス量を認めた場合は遅滞なく再治療を開始する。予防投与終了後は、予防投与関連遅発性CMV感染症発症のリスクが高いため投与終了後3ヵ月は週1回のモニタリングを実施し、アンチゲネミアあるいはウイルス量が先制治療開始基準に達した場合、再治療を開始する[1)2)]。

［膵］

　再発CMV感染症に対する再治療、あるいは二次的な予防については明らかな目安はない。ドナーとレシピエントの抗CMV抗体、移植された臓器、免疫抑制の選択、拒絶反応とその治療、初期の予防戦略、腎不全の存在、疾患の重症度など、CMV感染症を再発しているレシピエントにより、異なるためである[1]。

［心］

　治療開始の目安についてのエビデンスはなく、ドナー/レシピエントの抗体検査によるリスク、検査方法、免疫抑制薬の治療内容、CMV感染症による合併症のリスクに応じて判断することが望ましい[1]。

［肺］

　CMV感染症に対する治療後の再予防投与は特に推奨されておらず、二次予防投与の効果は明らかではないと報告されている[1]。また再治療開始に関して特に決まった推奨はなく、The Transplantation Society International CMV Consensus Groupから出されたThe Third International Consensus Guidelines on the Management of Cytomegalovirus in Solid-organ Transplantationでは、定期的なCMVのモニタリングが推奨され、それに応じて治療介入を決めることが推奨されている[2]。本邦からこのCQに関する報告は認められなかった。

［小腸］

　治療終了後の再治療開始の基準については，各施設で異なっており一致していない。治療終了後は、定期的なCMV抗原血症検査または定量PCRによるCMV感染モニタリングを行い、各施設の基準に基づいてそれぞれの症例のリスクに応じた判断が必要である。

参考文献

［腎］

1) Lisboa LF, Preiksaitis JK, Humar A, et al. Clinical utility of molecular surveillance for cytomegalovirus after antiviral prophylaxis in high-risk solid organ transplant recipients. Transplantation15 92(9)：1063-1068, 2011.

2) Witzke O, Nitschke M, Bartels M, et al. Valganciclovir prophylaxis versus preemptive therapy in cytomegalovirus-positive renal allograft recipients；1-year results of randomized clinical trial. Transplantation 102(5)：876-882, 2012.

3) Khoury JA, Storch GA, Bohl DL, et al. Prophylactic versus preemptive oral valganciclovir for the management of cytomegalovirus infection in adult renal transplant recipients. Am J transplant 6：2134-2143, 2006.

4) Diaz-Pedroche C, Lumbreras C, San Juan R, et al. Valganciclovir preemptive therapy for the

prevention of cytomegalovirus disease in High-Risk seropositive solid-organ transplant recipients. Transplantaion 82(1): 30-35, 2006.

5) Kotton CN, Kumar D, Caliendo AM, et al. The third international consensus guideline on the management of cytomegalovirus in solid-organ transplantation. Transplantation 102(6): 900-931, 2018.

6) Razonable RR, Humar A. Cytomegalovirus in solid organ transplant recipients-Guidelines of the American Society of Transplantation Infectious Disease Community of practice. Clinical Transplantation 33(9): e13512, 2019.

7) López-Oliva MO, Martínez V, Rodríguez-Sanz A, et al. Pre-transplant assessment of pp65-specific aCD4 T cell responses identifies CMV-seropositive patients treated with rATG at risk of late onset infection. Clin Immunol 211: 108329, 2020.

［肝］

1) Razonable RR, Blumberg EA. It's not too late ; a proposal to standardize the terminology of "late-onset" cytomegalovirus infection and disease in solid organ transplant recipients. Transpl Infect Dis 17(6): 779-784, 2015.

2) van der Beek MT, Berger SP, Vossen AC, et al. Preemptive versus sequential prophylactic-preemptive treatment regimens for cytomegalovirus in renal transplantation ; comparison of treatment failure and antiviral resistance. Transplantation 89(3): 320-326, 2010.

［膵］

1) Kotton CN, Kumar D, Caliendo AM, et al. The Third International Consensus Guidelines on the Management of Cytomegalovirus in Solid-organ Transplantation. Transplantation 102 (6): 900-931, 2018.

［心］

1) Kotton CN, Kumar D, Caliendo AM, et al ; The Transplantation Society International CMVCG. The Third International Consensus Guidelines on the Management of Cytomegalovirus in Solid-organ Transplantation. Transplantation 102: 900-931, 2018.

［肺］

1) Razonable RR, Humar A. Cytomegalovirus in solid organ transplant recipients-Guidelines of the American Society of Transplantation Infectious Diseases Community of Practice. Clin Transplant 33: e13512, 2019.

2) Kotton CN, Kumar D, Caliendo AM, et al. The Third International Consensus Guidelines on the Management of Cytomegalovirus in Solid-organ Transplantation. Transplantation 102: 900-931, 2018.

5 ■ CMV感染症の好発時期

CMV感染・感染症の好発時期はいつか

■ステートメント

[臓器共通]

移植後2～3ヵ月がCMV感染・感染症の好発時期であり、予防投与を行った場合は内服終了後2～3ヵ月が晩期感染の好発時期である。

〈 推奨グレード 強　エビデンスレベル B 〉

[腎]

腎移植後2～3ヵ月がCMV感染・感染症の好発時期であり、予防投与を行った場合は内服終了後2～3ヵ月が晩期感染の好発時期である。

〈 推奨グレード 強　エビデンスレベル B 〉

[肝]

CMV感染症の好発時期は肝移植後3ヵ月以内である。先制治療の場合のモニタリングは3ヵ月、予防投与終了後のモニタリングは3ヵ月が推奨される。

〈 推奨グレード 強　エビデンスレベル A 〉

[膵]

膵移植後のCMV感染は大半が移植後90日以内に発症する。

〈 推奨グレード 強　エビデンスレベル B 〉

[心]

CMV感染症は、移植後3ヵ月以内に発症するが、移植後100日以降に遅発性に発症する場合もある。

〈 推奨グレード 弱　エビデンスレベル C 〉

[肺]

肺移植後のCMV感染・感染症は移殖後1年以内に生じることが多い。

〈 推奨グレード 弱　エビデンスレベル D 〉

予防投与を行っている場合、終了後3～6ヵ月程度の期間に好発する。

〈 推奨グレード 弱　エビデンスレベル C 〉

解　説

[腎]

　PubMedと医中誌で2000年以降の腎移植の文献を中心に検索を行った。

　予防投与が一般的ではなかった2000年代以前の報告[1)2)]では、CMV感染は臓器移植レシピエントの49％（36～100％）に起こり、CMV感染症は30％（11～72％）で発症を認めた。ほとんどの場合は移植後最初の100日間と報告されている。かつ、serostatusの違いにより発症率は異なり、D+/R-はR+と比較し、3倍程度高い発症率である[3)]。しかし、ガンシクロビル（GCV）やバルガンシクロビル（VGCV）の予防内服が行われると、以前と比較し感染が晩期に好発するようになり、2007～2015年の期間で予防内服（D+/R-200日間、D+/R+やD-/R+は100日間）を行った腎移植レシピエント723名のCMV感染に対する観察研究[4)]では、感染までの中央値は7ヵ月であった。2008～2018年に報告された観察研究のシステマティックレビューにおけるCMV感染と感染症の報告[5)]では、D+/R-の腎移植レシピエントについて、先制治療における移植後6ヵ月以内の早期CMV感染は48％、6ヵ月以降の晩期CMV感染は7％であるのに対し、予防投与では早期CMV感染は6％、6ヵ月以降の晩期感染は35％とlate-onset CMV infectionが増加した。R+についても、頻度は低いものの同様の傾向であり、先制治療では30％と3％に対し、予防投与では3％と15％と晩期感染が多い。CMV感染症の発症は、先制治療で21％、23％に対し、予防では2％、15％であった。

　発症の好発時期については、予防内服による感染と発症抑制効果は十分期待できるものであり、予防内服中の感染・発症頻度が低いことは既に多くの臨床研究の観察研究[6)-10)]やランダム化比較試験[11)-14)]で報告されている。CMV感染までの期間は、D+/R-のレシピエントに対するGCVとVGCVの3ヵ月もしくは100日間の予防内服のランダム化比較試験[12)-14)]では、早期投与法では37～44日、予防投与法は161～187日程度でCMV感染が起こり、予防内服後2～3ヵ月程度が好発と考えられる。また、CMV感染症の発症時期に言及した観察研究[8)]では、D+/R-のレシピエントに対する約90日の予防内服終了後、29％にCMV感染症を発症し、内服終了後61日（中央値）であったほか、R+ 423名の観察研究[10)]では、90日間の予防投与、54例（13％）が移植後163日（中央値）にCMV感染症を発症した。また、超早期のCMV感染については、1994～2014年の期間で腎移植を受けた5,225名の腎レシピエントの移植後30日以内の早期のCMV感染に対する報告[15)]がされており、14名の発症で

発生率は0.27％で比較的稀と考えられる。Serostatus に対する発症時期の違いについて検討した報告は乏しいが、腎移植後2～3ヵ月がCMV感染、感染症の好発時期であり、予防投与を行った場合は内服終了後2～3ヵ月が晩期感染の好発である。

[肝]

　肝移植後のCMV日和見感染は、ドナー/レシピエントのCMV IgG抗体価、免疫抑制療法の強度（薬剤、用量）と予防治療の有無に依存する。昨今は、CMV IgG抗体価のルーチン化、CNI（カルシニューリン阻害薬）、ステロイド、mTOR 阻害薬、ミコフェノール酸モフェチル（MMF）の用法・用量などの免疫抑制薬のプロトコールの画一化、予防投与/先制治療の定型化により、CMV感染・感染症のコントロールは良好である[1)2)]。

　肝移植後1ヵ月以内に起こる感染性合併症は、移植前患者の重症度（感染症の有無）、外科侵襲の大きさ、血液浄化療法の有無、人工呼吸の有無、免疫抑制薬の強度に依存する。予防投与がなされていない場合、CMV感染症の好発時期は肝移植後3ヵ月以内である[3)-5)]。一方で、予防投与がなされている症例では、予防投与終了後に発症する、いわゆる「予防投与関連遅発性CMV感染症」が問題となる。好発時期は予防投与終了後3～6ヵ月である[6)7)]。

　予防投与なし、すなわち先制治療による場合は、最低でも週に1回のアンチゲネミアもしくは定量PCRによるモニタリングを肝移植後12週間は継続することが推奨される。予防投与を行う場合は予防投与中のモニタリングは必ずしも必須ではないが、投与終了後3ヵ月は late onset CMV disease/post-prophylaxis delayed-onset CMV disease 対策として週1回のモニタリングを実施することが望ましい[1)2)]。

　また急性拒絶反応に対しT細胞除去療法が実施された場合は、その後3ヵ月間は週に1回以上のモニタリングが望ましい[1)2)8)]。

[膵]

　膵臓移植において、Lumbreras ら[1)]は、予防投与のない場合は71％の患者に症候性のCMV感染症が生じ、その発症時期の中央値は43日（15～63日）であったと報告している。またFallatah ら[2)]は、膵腎移植後より抗ウイルス薬による予防投与がなされた場合、24％の患者にCMV感染症、あるいは感染が生じ、その発症時期の中央値はレシピエントの術前CMV抗体陽性の場合65日（0～97日）、陰性の場合33日（0～254日）であったと報告している。

[心]

　CMV感染症は、移植後3～12週に発症するが、移植後100日以降においても遅発性に発症する場合がある。CMVはさまざまな臓器を標的としうるため、CMV感染症の症候は多彩であり、発熱（38℃以上）、倦怠感、関節痛、筋肉痛などの全身症状のほかに、CMVの侵襲部位により、乾性咳嗽・呼吸困難（CMV肺炎）、悪心・嘔吐・腹痛・下痢・下血（CMV胃腸炎、

膵炎）、呼吸器症状、消化器症状、視力低下（CMV網膜炎）、皮膚潰瘍などの局所症状を呈する[1)2)]。

［肺］

CMVの予防治療が行われている中での肺移植後のCMV感染の発症率は20〜40％とされている[1)]。VGCVの予防投薬を行っている2施設の解析では、経過中にCMV DNAを検出したのは16.5％であった。その大部分（77.2％）は移植後1年以内の同定であり、初回CMV DNA同定までの平均期間は10.7ヵ月であった[2)]。予防投与を延長して行っても、肺移植を含めた固形臓器移植のミスマッチ症例では、予防投与終了後3〜6ヵ月程度の期間に、一般的にCMV感染をきたす[3)]。Mitsaniらによると、VGCVの予防投与を行っていた肺移植では、ミスマッチ症例の18％が、予防投与終了から中央値2ヵ月でCMV感染症をきたしていた[4)]。本邦の報告では、CMV感染の発症時期は平均で移植後1年以内であったとされている[5)]。

［小腸］

小腸移植後のCMV感染・感染症は、移植後抗ウイルス薬の予防投与期間が3〜6ヵ月の施設において、移植後6ヵ月以内に発症することが多いが、移植後2週間以内の早期や移植後1年以降の晩期でも発症し、好発時期は明確ではない[1)-3)]。また、抗ウイルス薬の予防投与期間が長期（1年間）の場合、CMV感染の発症時期は遅れる（中央値347日）[4)]。なお、発症時期の記載はmedian（range）での記載のみで、好発時期を示すことが困難である。唯一、参考文献4）にserostatusごとの累積発症率の記載があるが、移植後2年頃まではどの時期にも発症しており、特に（短い期間での）好発時期はないと判断している。

参考文献

［腎］
1）Hodson EM, Jones CA, Webster AC, et al. Antiviral medications to prevent cytomegalovirus disease and early death in recipients of solid-organ transplants ; A systematic review of randomised controlled trials. Lancet 365(9477)：2105-2115, 2005.

2）Browne BJ, Young JA, Dunn TB, et al. The impact of cytomegalovirus infection≥1 year after primary renal transplantation. Clin Transplant 24(4)：572-577, 2010.

3）Hartmann A, Sagedal S, Hjelmesaeth J. The natural course of cytomegalovirus infection and disease in renal transplant recipients. Transplantation 82：S15-S17, 2006.

4）Jehn U, Schütte-Nütgen K, Bautz J, et al. Cytomegalovirus Viremia after Living and Deceased Donation in Kidney Transplantation. J Clin Med 9(1)：252, 2020.

5）Raval AD, Kistler KD, Tang Y, et al. Epidemiology, risk factors, and outcomes associated with cytomegalovirus in adult kidney transplant recipients ; A systematic literature review of real-world evidence. Transpl Infect Dis 23(2)：e13483, 2021.

6）Lowance D, Neumayer H-H, Legendre CM, et al. Valacyclovir for the Prevention of Cytomegalovirus Disease after Renal Transplantation. N Engl J Med 340(19)：1462-1470,

1999.

7) Sun H-Y, Wagener MM, Singh N. Prevention of posttransplant cytomegalovirus disease and related outcomes with valganciclovir ; a systematic review. Am J Transplant 8(10) : 2111-2118, 2008.

8) Arthurs SK, Eid AJ, Pedersen RA, et al. Delayed-onset primary cytomegalovirus disease and the risk of allograft failure and mortality after kidney transplantation. Clin Infect Dis 46(6) : 840-846, 2008.

9) Luan FL, Stuckey LJ, Park JM, et al. Six-month prophylaxis is cost effective in transplant patients at high risk for cytomegalovirus infection. J Am Soc Nephrol 20(11) : 2449-2458, 2009.

10) Reusing JO, Feitosa EB, Agena F, et al. Cytomegalovirus prophylaxis in seropositive renal transplant recipients receiving thymoglobulin induction therapy ; Outcome and risk factors for late CMVdisease. Transpl Infect Dis 20(5) : e12929, 2018.

11) Witzke O, Hauser IA, Bartels M, et al. Valganciclovir Prophylaxis Versus Preemptive Therapy in Cytomegalovirus-Positive Renal Allograft Recipients ; 1-Year Results of a Randomized Clinical Trial. Transplantation 93(1) : 61-68, 2012.

12) Kliem V, Fricke L, Wollbrink T, et al. Improvement in longterm renal graft survival due to CMVprophylaxis with oral ganciclovir ; Results of a randomized clinical trial. Am J Transplant 8(5) : 975-983, 2008.

13) Khoury JA, Storch GA, Bohl DL, et al. Prophylactic versus preemptive oral valganciclovir for the management of cytomegalovirus infection in adult renal transplant recipients. Am J Transplant 6(9) : 2134-2143, 2006.

14) Reischig T, Jindra P, Hes O, et al. Valacyclovir prophylaxis versus preemptive valganciclovir therapy to prevent cytomegalovirus disease after renal transplantation. Am J Transplant 8(1) : 69-77, 2008.

15) Jorgenson MR, Descourouez JL, Astor BC, et al. Very Early Cytomegalovirus Infection After Renal Transplantation ; A Single-Center 20-Year Perspective. Virol Res Treat 10 : 1-6, 2019.

〔肝〕

1) Razonable RR, Humar A. Cytomegalovirus in solid organ transplant recipients-Guidelinesof the American Society of Transplantation Infectious Diseases Community of Practice. Clin Transplant 33(9) : e13512, 2019.

2) Kotton CN, Kumar D, Caliendo AM, et al ; The Transplantation Society International CMVConsensus Group. The Third International Consensus Guidelines on the Management of Cytomegalovirus in Solid-organ Transplantation. Transplantation 102(6) : 900-931, 2018.

3) Beam E, Razonable RR. Cytomegalovirus in solid organ transplantation ; epidemiology, prevention, and treatment. Curr Infect Dis Rep 14(6) : 633-641, 2012.

4) Lautenschlager I, Loginov R, Mäkisalo H, et al. Prospective study on CMV-reactivations under preemptive strategy in CMV-seropositive adult liver transplant recipients. J Clin Virol 57 (1) : 50-53, 2013.

5) Bodro M, Sabé N, Lladó L, et al. Prophylaxis versus preemptive therapy for cytomegalovirus disease in high-risk liver transplant recipients. Liver Transpl 18(9) : 1093-1099, 2012.

6) Paya C, Humar A, Dominguez E, et al ; Valganciclovir Solid Organ Transplant Study Group. Efficacy and safety of valganciclovir vs. oral ganciclovir for prevention of cytomegalovirus disease in solid organ transplant recipients. Am J Transplant 4(4) : 611-620, 2004.

7) Razonable RR, Rivero A, Rodriguez A, et al. Allograft rejection predicts the occurrence of late-onset cytomegalovirus(CMV) disease among CMV-mismatched solid organ transplant patients receiving prophylaxis with oral ganciclovir. J Infect Dis 184(11) : 1461-1464, 2001.

8) Portela D, Patel R, Larson-Keller JJ, et al. OKT3 treatment for allograft rejection is a risk factor for cytomegalovirus disease in liver transplantation. J Infect Dis 171(4) : 1014-1048, 1995.

［膵］

1) Lumbreras C, Fernandez I, Velosa J, et al. Infectious complications following pancreatic transplantation ; incidence, microbiological and clinical characteristics, and outcome. Clin Infect Dis 20(3) : 514-520, 1995.

2) Fallatah SM, Marquez MA, Bazerbachi F, et al. Cytomegalovirus infection post-pancreaskidney transplantation ; results of antiviral prophylaxis in high-risk patients. Clin Transplant 27(4) : 503-509, 2013.

［心］

1) Paya C, Humar A, Dominguez E, et al ; Valganciclovir Solid Organ Transplant Study Group. Efficacy and safety of valganciclovir vs. oral ganciclovir for prevention of cytomegalovirus disease in solid organ transplant recipients. Am J Transplant 4 : 611-620, 2004.

2) LjungmanP, Griffiths P, Paya C. Definitions of Cytomegalovirus Infection and Disease in Transplant Recipients. Clinical Infectious Diseases 34 : 1094-1097, 2002.

［肺］

1) Grossi P, Mohacsi P, Szabolcs Z, et al. Cytomegalovirus Immunoglobulin After Thoracic Transplantation ; An Overview. Transplantation 100 : S1-S4, 2016.

2) Hecker M, Hecker A, Askevold I, et al. Indefinite cytomegalovirus prophylaxis with valganciclovir after lung transplantation. Transpl Infect Dis 21 : e13138, 2019.

3) Razonable RR, Humar A. Cytomegalovirus in solid organ transplant recipients-Guidelines of the American Society of Transplantation Infectious Diseases Community of Practice. Clin Transplant 33 : e13512, 2019.

4) Mitsani D, Nguyen MH, Kwak EJ, et al. Cytomegalovirus disease among donorpositive/recipient-negative lung transplant recipients in the era of valganciclovir prophylaxis. J Heart Lung Transplant 29 : 1014-1020, 2010.

5) Ohata K, Chen-Yoshikawa TF, Takahashi K, et al. Cytomegalovirus infection in living-donor and cadaveric lung transplantation. Interact Cardiovasc Thorac Surg 25 : 710-715, 2017.

［小腸］

1) Timpone JG, Yimen M, Cox S, et al. Resistant cytomegalovirus in intestinal and multivisceral transplant recipients. Transpl Infect Dis 18(2) : 202-209, 2016.

2) Silva JT, San-Juan R, Fernández-Caamaño B, et al. Infectious Complications Following Small Bowel Transplantation. Am J Transplant 16(3) : 951-959, 2016.

3) Ambrose T, Sharkey LM, Louis-Auguste J, et al. Cytomegalovirus Infection and Rates of Antiviral Resistance Following Intestinal and Multivisceral Transplantation. Transplant Proc 48(2) : 492-496, 2016.

4) Nagai S, Mangus RS, Anderson E, et al. CytomegalovirusInfection After Intestinal/Multivisceral Transplantation ; A Single-Center Experience With 210 Cases. Transplantation 100(2) : 451-460, 2016.

6 ■ 移植臓器別治療法

CQ Ⅷ-6-1

臓器別に治療法の違いはあるか

■ステートメント

[臓器共通]

ガンシクロビル（GCV）もしくはバルガンシクロビル（VGCV）予防投与期間や治療法は臓器によって一部異なる。

〈 推奨グレード 強　エビデンスレベル A 〉

[腎]

固形臓器移植において、GCVもしくはVGCV予防投与によりCMV感染予防、死亡率が低下する。

〈 推奨グレード 強　エビデンスレベル A 〉

腎移植と他臓器移植で、GCVもしくはVGCV予防投与期間の推奨は一部異なる。

〈 推奨グレード 強　エビデンスレベル A 〉

[肝]

他臓器移植と同じである。初期投与量は経口VGCV 900mg×2/日あるいは静注GCV 5mg/kg×2/日で開始する。いずれの薬剤においても腎機能低下症例では用量・用法の補正を要する。

〈 推奨グレード 強　エビデンスレベル A 〉

[膵]

特有の治療法の報告はなく、ほかの固形臓器移植に準じた治療が推奨される。

〈 推奨グレード 強　エビデンスレベル A 〉

[心]

mTOR阻害薬は、CMV感染のリスクを減少させ移植心冠動脈病変の進行を抑制させる。

〈 推奨グレード 弱　エビデンスレベル B 〉

[肺]

治療に関してほかの臓器との違いについての報告はない。

〈 推奨グレード 弱　エビデンスレベル A 〉

解　説

［腎］

　PubMedと医中誌を用いた検索の結果、本CQに一致した、CMV治療において純粋に腎移植と他臓器移植を比較することを目的として立案された研究報告は存在しなかった。

　2009年に固形臓器移植におけるCMV予防のガイドラインがAST（米国移植学会）より示されており、CMV感染のリスクは臓器ごとに異なる旨が述べられ、肺・小腸・膵移植はCMV感染リスクが最も高く、腎・肝移植は低リスクと位置づけられている[1]。CMV感染症の予防に関してCochrane reviewによると、固形臓器移植（腎・心・肝・肺・膵）においてガンシクロビル（GCV）もしくはバルガンシクロビル（VGCV）予防治療によりCMV感染症予防、死亡率の低下が示されている[2][3]。また、CMV感染症の先制治療に関するCochrane reviewでは、固形臓器移植において先制治療と予防投与の優位性については結論づけられていない[4][5]。各臓器移植におけるGCVもしくはVGCVの予防投与は、腎・肝・膵・心移植でD+/R–では移植後3〜6ヵ月間、R+では3ヵ月、肺・心肺移植ではD+/R–で6ヵ月、R+では3〜6ヵ月の投与が勧められている[1]。2019年のASTガイドラインでは、各臓器移植における詳細な治療戦略が示されており、GCVもしくはVGCVの予防投与期間について、腎移植でD+/R–では6ヵ月、R+では3ヵ月、膵腎・膵移植でD+/R–では3〜6ヵ月、R+では3ヵ月、肝移植でD+/R–では3〜6ヵ月、R+では3ヵ月、心移植でD+/R–では3〜6ヵ月、R+では3ヵ月、肺・心肺移植でD+/R–やR+では6〜12ヵ月、腸移植でD+/R–では6ヵ月、R+で3ヵ月と予防投与期間の推奨は一部異なっており[6]、他ガイドラインでも臓器間で予防治療期間の推奨は異なっている[7]。先制治療に関しては、腎・膵/膵腎・肝・心移植とも、検査陰性までGCVもしくはVGCV投与が記載されている[6]。また44ヵ国に及ぶ多施設のcollaborative study reportでは、D+/R–におけるCMV予防投与群で、腎・心・肺/心肺移植において3年グラフト生存率は有意に高く（肝移植では有意差なし）、予防投与群で、腎・心移植において拒絶治療の割合が有意に低い（肺/心肺移植、肝移植では有意差なし）結果であった[8]。

［肝］

　肝移植におけるCMV感染症に対する治療は他臓器移植のそれと同じである。すなわち、初期投与量は経口VGCV 900mg×2/日あるいは静注GCV 5mg/kg×2/日で開始する。いず

表Ⅷ-2　腎機能別静注ガンシクロビル（GCV）投与量

静注ガンシクロビル				
クレアチニンクリアランス （mL/min）	初期治療		維持治療	
	用量（mg/kg）	投与間隔（時間）	用量（mg/kg）	投与間隔（時間）
≧ 70	5.0	12	5.0	24
50 〜 69	2.5	12	2.5	24
25 〜 49	2.5	24	1.25	24
10 〜 24	1.25	24	0.625	24
＜ 10	1.25	透析後週3回	0.625	透析後週3回

表Ⅷ-3　腎機能別経口バルガンシクロビル（VGCV）投与量

経口バルガンシクロビル		
クレアチニンクリアランス （mL/min）	初期治療	維持治療
≧ 60	1回900mgを1日2回	1回900mgを1日1回
40 〜 59	1回450mgを1日2回	1回450mgを1日1回
25 〜 39	1回450mgを1日1回	1回450mgを1日おき（2日に1回）
10 〜 24	1回450mgを1日おき（2日に1回）	1回450mgを週2回

れの薬剤においても腎機能低下時には、クレアチニンクリアランス（Ccr）値により表Ⅷ-2と表Ⅷ-3の如く用量・用法設定が必要である。Ccrが10mL/min未満の血液透析を受けている患者には、GCV点滴静注製剤を選択する[1)2)]。経口摂取可能な軽症から中等症の患者には経口VGCV投与が推奨される。重症〜致死的感染症例では静注GCV投与が推奨される。補助的なIVIG（intravenous immunoglobulin；免疫グロブリン大量静注療法）投与は必ずしも必要ではない。治療中は効果判定としてアンチゲネミア（ウイルス量）を週1回以上測定する。また腎機能や血算を頻回にチェックし、腎機能低下や骨髄抑制を認めた場合は用量・用法の設定や顆粒球コロニー形成刺激因子製剤の使用が必要である。このような副作用を認めた場合でも、（V）GCVが治療効果を示している場合は治療薬の変更は推奨されない[3)-5)]。（V）GCV投与開始後、1〜2週目に、一時的にアンチゲネミアの増加を認めることがあるが、これは通常、患者の免疫抑制によるもので、薬剤耐性を意味しない。しかし、その後もGCVが十分投与されている状況で、2週間以上アンチゲネミアに増加がみられる場合には、GCV治療抵抗性のCMV感染症を考慮する[6)7)]。

［膵］

　膵移植でのCMV感染、CMV感染症に対する治療は、VGCV、GCV投与が中心であり[1)-6)]、一部に免疫グロブリン、ホスカルネットの投与報告を認める[1)7)]。免疫抑制薬の減量に関して明確なコンセンサスはないが、主に治療抵抗例でミコフェノール酸モフェチル（MMF）を中

心とした免疫抑制薬の減量がなされている[2)5)8)]。mTOR阻害薬に関しては、膵腎同時移植（SPK）においてCMV血症発症予防に有効であったとの報告があるが、治療に関しての有効性は不明である[9)]。Schachtnerら[6)]は、SPKは腎移植と比べ有意にCMV血症時のウイルス量が多く、CMV感染症への進展も高率であったと報告している。導入免疫抑制薬としての抗ヒト胸腺細胞ウサギ免疫グロブリンの関与と拒絶反応の発症リスクから免疫抑制薬の減量幅が低く抑えられたためと述べている。

　膵移植特有の治療に言及した報告はなく、ほかの固形臓器移植に準じた治療が推奨されるが、免疫抑制薬の減量に際しては拒絶反応に特に注意を要する。

［心］

　mTOR阻害薬は、CMV感染のリスクを減少させ[1)]、移植心冠動脈病変の進行を抑制させることが報告されている[2)]。またCMV感染自体が、移植心冠動脈病変を進行させるため[3)]、CMV感染を発症した場合にはmTOR阻害薬の積極的な導入が考慮される。

［肺］

　これまで出されている2つのガイドラインにおいては、CMV感染に対する治療が臓器横断的に記載されている[1)2)]。

［小腸］

　小腸移植後のCMV感染の予防投与ならびに治療に関して基本的にはほかの臓器移植（腎）と同じである[1)]。しかしながら、古くよりCMV免疫グロブリン（CytoGam®）の使用を好む施設もあり[2)]、高リスク群（D+/R−）では特にCMV免疫グロブリンの投与が有効である可能性がある。また、長期間の抗ウイルス薬の投与が予防に効果的である[3)]。有意差があるわけではないが、CMV感染が移植腸管に影響を与えてグラフトロスにつながる可能性を考えると、他の臓器より長期の抗ウイルス薬投与とCMV免疫グロブリンの投与が望ましい。

参考文献

［腎］

1) Humar A, Snydman D. Cytomegalovirus in solid organ transplant recipients. American journal of transplantation ; official journal of the American Society of Transplantation and the American Society of Transplant Surgeons 9(Suppl 4) : S78-S86, 2009.

2) Hodson EM, Ladhani M, Webster AC, et al. Antiviral medications for preventing cytomegalovirus disease in solid organ transplant recipients. Cochrane Database Syst Rev 28(2) : CD003774, 2013.

3) Hodson EM, Craig JC, Strippoli GF, et al. Antiviral medications for preventing cytomegalovirus disease in solid organ transplant recipients. Cochrane Database Syst Rev 16(2) : CD003774, 2008.

4) Owers DS, Webster AC, Strippoli GF, et al. Pre-emptive treatment for cytomegalovirus viraemia to prevent cytomegalovirus disease in solid organ transplant recipients. Cochrane Database Syst Rev 28(2)：CD005133, 2013.

5) Strippoli GF, Hodson EM, Jones CJ, et al. Pre-emptive treatment for cytomegalovirus viraemia to prevent cytomegalovirus disease in solid organ transplant recipients. Cochrane Database Syst Rev 25(1)：CD005133, 2006.

6) Razonable RR, Humar A. Cytomegalovirus in solid organ transplant recipients-Guidelines of the American Society of Transplantation Infectious Diseases Community of Practice. Clinical transplantation 33(9)：e13512, 2019.

7) Kotton CN, Kumar D, Caliendo AM, et al. The Third International Consensus Guidelines on the Management of Cytomegalovirus in Solid-organ Transplantation. Transplantation 102 (6)：900-931, 2018.

8) Opelz G, Döhler B, Ruhenstroth A. Cytomegalovirus prophylaxis and graft outcome in solid organ transplantation；a collaborative transplant study report. Am J Transplant 4(6)：928-936, 2004.

［肝］

1) Asberg A, Humar A, Jardine AG, et al；VICTOR Study Group. Long-term outcomes of CMVdisease treatment with valganciclovir versus IV ganciclovir in solid organ transplant recipients. Am J Transplant 9(5)：1205-1213, 2009.

2) Padullés A, Colom H, Bestard O, et al. Contribution of Population Pharmacokinetics to Dose Optimization of Ganciclovir-Valganciclovir in Solid-Organ Transplant Patients. Antimicrob Agents Chemother 60(4)：1992-2002, 2016.

3) Razonable RR, Humar A. Cytomegalovirus in solid organ transplant recipients-Guidelines of the American Society of Transplantation Infectious Diseases Community of Practice. Clin Transplant 33(9)：e13512, 2019.

4) Kotton CN, Kumar D, Caliendo AM, et al；The Transplantation Society International CMVConsensus Group. The Third International Consensus Guidelines on the Management of Cytomegalovirus in Solid-organ Transplantation. Transplantation 102(6)：900-931, 2018.

5) 日本造血細胞移植学会ガイドライン委員会. 造血細胞移植ガイドライン；ウイルス感染症の予防と治療；サイトメガロウイルス感染症, 第4版, 2018(https://www.jstct.or.jp/uploads/files/guideline/01_03_01_cmv04.pdf).

6) Fisher CE, Knudsen JL, Lease ED, et al. Risk Factors and Outcomes of Ganciclovir-Resistant Cytomegalovirus Infection in Solid Organ Transplant Recipients. Clin Infect Dis 65(1)：57-63, 2017.

7) Hantz S, Garnier-Geoffroy F, Mazeron MC, et al；French CMV Resistance Survey Study Group. Drug-resistant cytomegalovirus in transplant recipients；a French cohort study. J Antimicrob Chemother 65(12)：2628-2640, 2010.

［膵］

1) Axelrod D, Leventhal JR, Gallon LG, et al. Reduction of CMV disease with steroid-free immunosuppresssion in simultaneous pancreas-kidney transplantrecipients. Am J Transplant 5(6)：1423-1429, 2005.

2) Rayes N, Seehofer D, Kahl A, et al. Long-term outcome of cytomegalovirus infection in simultaneous pancreas-kidney transplant recipients without ganciclovir prophylaxis. Transpl Int 20(11)：974-981, 2007.

3) Asberg A, Humar A, Jardine AG, et al. Long-term outcomes of CMV disease treatment with valganciclovir versus IV ganciclovir in solid organ transplant recipients. Am J Transplant (5) : 1205-1213, 2009.

4) Parsaik AK, Bhalla T, Dong M, et al. Epidemiology of cytomegalovirus infection after pancreas transplantation. Transplantation 92(9) : 1044-1050, 2011.

5) Shah AP, Chen JM, Fridell JA. Incidence and outcomes of cytomegalovirus in pancreas transplantation with steroid-free immunosuppression. Clin Transplant 29(12) : 1221-1229, 2015.

6) Schachtner T, Zaks M, Otto NM, et al. Simultaneous pancreas/kidney transplant recipients are predisposed to tissue-invasive cytomegalovirus disease and concomitant infectious complications. Transpl Infect Dis 19(5) : 2017.

7) Eid AJ, Arthurs SK, Deziel PJ, et al. Emergence of drug-resistant cytomegalovirus in the era of valganciclovir prophylaxis;therapeutic implications and outcomes. Clin Transplant 22(2): 162-170, 2008.

8) Myhre HA, Haug Dorenberg D, Kristiansen KI, et al. Incidence and outcomes of ganciclovir-resistant cytomegalovirus infections in 1244 kidney transplant recipients. Transplantation 92 (2) : 217-223, 2011.

9) Knight RJ, Graviss EA, Nguyen DT, et al. Conversion from tacrolimus-mycophenolate mofetil to tacrolimus-mTOR immunosuppression after kidney-pancreas transplantation reduces the incidence of both BK and CMVviremia. Clin Transplant 32(6) : e13265, 2018.

［心］

1) Eisen HJ, Tuzcu EM, Dorent R, et al. Everolimus for the Prevention of Allograft Rejection and Vasculopathy in Cardiac-Transplant Recipients. N Engl J Med 349 : 847-858, 2003.

2) Jennings DL, Lange N, Shullo M, et al. Outcomes associated with mammalian target of rapamycin(mTOR) inhibitors in heart transplant recipients ; A meta-analysis. Int J Cardiol 265 : 71-76, 2018.

3) Chih S, Chong AY, Mielniczuk LM, et al. Allograft Vasculopathy ; The Achilles' Heel of Heart Transplantation. J Am Coll Cardiol 68 : 80-91, 2016.

［肺］

1) Razonable RR, Humar A. Cytomegalovirus in solid organ transplant recipients-Guidelines of the American Society of Transplantation Infectious Diseases Community of Practice. Clin Transplant 33 : e13512, 2019.

2) Kotton CN, Kumar D, Caliendo AM, et al. The Third International Consensus Guidelines on the Management of Cytomegalovirus in Solid-organ Transplantation. Transplantation 102 : 900-931, 2018.

［小腸］

1) Razonable RR, Humar A. Cytomegalovirus in solid organ transplant recipients-Guidelines of the American Society of Transplantation Infectious Diseases Community of Practice. ClinTransplant 33 : e13512, 2019.

2) Tzakis AG. Cytomegalovirus prophylaxis with ganciclovir and cytomegalovirus immune globulin in liver and intestinal transplantation. Transpl Infect Dis 3(Suppl 2) : 35-39, 2001.

3) Nagai S, Mangus RS, Anderson E, et al. Cytomegalovirus Infection After Intestinal/ Multivisceral Transplantation ; A Single-Center Experience With 210 Cases. Transplantation 100 : 451-460, 2016.

ガンシクロビル治療抵抗性CMV感染の対処はどうするか

■ステートメント

[臓器共通]

ガンシクロビル(GCV)が適切な量で投与されている状況下で2週間以上ウイルス量に増加がみられる場合に薬剤耐性を疑う。薬剤耐性試験は遺伝子型検査を行い、変異の種類と宿主因子(重症度、腎機能など)に応じた個別の治療選択が望ましい。

〈 推奨グレード 弱　エビデンスレベル C 〉

ホスカルネット、シドフォビル、レフルノミド、さらにはミコフェノール酸モフェチル(MMF)減量、免疫グロブリン、高力価CMV免疫グロブリンの使用報告がある。また、UL97(リン酸化酵素)およびUL54(DNAポリメラーゼ)変異は薬剤耐性変異であり、遺伝子型検査(ジェノタイプ判定検査)が推奨される。

[腎]

GCVが適切な量で投与されている状況下で2週間以上ウイルス量に増加がみられる場合に薬剤耐性を疑う。薬剤耐性試験は遺伝子型検査で行い、変異の種類と宿主因子(重症度、腎機能など)に応じた個別の治療選択が望ましい。

〈 推奨グレード 弱　エビデンスレベル C 〉

[肝]

GCVが適切に投与されているにもかかわらず効果を認めない症例においてはGCV治療抵抗性CMV感染を疑い、遺伝子変異解析が推奨される。可能であれば免疫抑制薬の減量が第一に推奨される。代替治療はホスカルネットである。

〈 推奨グレード 強　ビデンスレベル B 〉

[膵]

ホスカルネット、シドフォビル、レフルノミド、さらにはMMF減量、免疫グロブリン、高力価CMV免疫グロブリンの使用報告がある。ホスカルネット、シドフォビルに耐性を示す場合はUL54遺伝子変異の同定が推奨される。

〈 推奨グレード 強　エビデンスレベル C 〉

[心]

高リスク(D+/R-)患者でGCV治療抵抗性CMV感染の頻度が多い。GCV治療抵抗性CMV感染に対しては、ホスカルネットによる治療、そのほかには、免疫抑制薬の注意深い減量、mTOR阻害薬導入、高用量のGCV静注が考慮される。

〈 推奨グレード 弱　エビデンスレベル B 〉

[肺]

ホスカルネットの使用を考慮する。

〈 推奨グレード 弱　エビデンスレベル C 〉

小腸移植におけるGCV治療抵抗性CMV感染対策は、予防、的確な診断、治療に大別される。小腸移植の特性上、可能な限りD+/R−のペアを避けること、予防投与や治療の際には不十分な血中濃度がGCV抵抗性の原因と考えられているため、特に経口のバルガンシクロビル（VGCV）を使用する際には移植グラフトの吸収の問題などに配慮が必要である。治療と診断はほかの臓器移植と同様であるが、グラフトに浸潤した腸炎などが治療抵抗性となった場合には、グラフト摘出のオプションをタイミングを逸することなく考慮すべきである。

〈 推奨グレード 弱　エビデンスレベル C 〉

解　説

［腎］

　固形臓器移植患者において、ガンシクロビル（GCV）治療後の耐性発生率は5〜12％と報告されている[1)-3)]。一方、GCVによる100〜200日の予防投与後における耐性発生率は0〜3％と相対的に低い[4)5)]。薬剤耐性の出現は死亡率の増加と関連することが示されている[6)]。薬剤耐性のリスク因子は、治療量以下の抗ウイルス薬の長期投与、D+/R−のserostatus、強力な免疫抑制薬の使用などであり、これらの因子を有する患者では特に薬剤耐性を疑う必要がある[2)3)7)]。

　十分な量のGCV投与および免疫抑制薬の適正化によっても2週間以上ウイルス量が増加する、もしくは臨床徴候が改善しない場合はGCV耐性ウイルスを疑い、*UL97*および*UL54*変異の有無を調べるために遺伝子型検査（ジェノタイプ判定検査）を行うべきである[8)]。確定的な抗ウイルス治療は遺伝子型検査の結果に基づいて行うべきであるが、最適な選択を導く対照臨床試験は存在しない。また遺伝子型検査の結果が判明するまでに数週間を要する場合があるため、初期治療は経験的治療とならざるを得ないケースがほとんどである。支持された経験的治療の選択肢として、高用量のGCV静脈内投与（最大10mg/kg/12hr、腎機能で調整）とホスカルネット（本邦において適応外使用）がある。副作用としてGCVは骨髄抑制が、ホスカルネットは腎機能障害と電解質異常が高頻度であり注意が必要である。血球減少を伴わない非重症患者やホスカルネットの使用が推奨されない場合（例：重度腎機能低下）には、高用量のGCVを検討し、重症患者や遺伝子型検査が利用できない場合にはホスカルネットへの変更もしくはGCVとの併用を経験的治療として検討すべきである[9)-11)]。その他の抗ウイルス薬としてシドフォビル、レテルモビルなどがあるが使用経験は限られている。抗ウイルス薬の補助療法としてmTOR阻害薬を含むレジメンに変更することは有効性を期待できる選択肢の1つである[12)13)]。

　*UL97*変異は最も一般的なGCV耐性変異であり、その程度は変異部位（M460V/I、H520Q、C592G、A594V、L595S、C603Wなど）によって異なり、低〜高レベルの耐性を与える可能

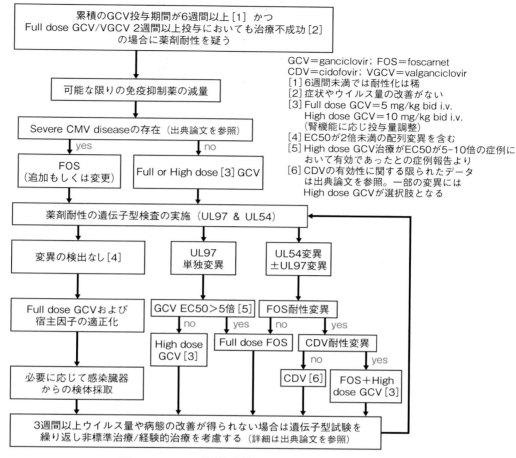

図Ⅷ-1　CMV薬剤耐性管理アルゴリズム

（Kotton CN, Kumar D, Caliendo AM, et al., The Third International Consensus Guidelines on the Management of Cytomegalovirus in Solid-organ Transplantation., Transplantation,102(6)：900-931, http://jornals.lww.com/transplantjornal/pages/default.aspx(c) 2018 Wolters Kluwer Health, Inc.による）

性がある。一般的にホスカルネットとシドフォビルには感受性を有している[14)15)]。*UL54*変異は通常*UL97*変異に追加して現れ、変異部位に応じてホスカルネット、シドフォビルなどに交差耐性を与える可能性があり、治療に際しては移植感染症の専門家に相談することが望ましい[4)]。参考として、固形臓器移植におけるCMVの管理に関する国際コンセンサスガイドラインによる薬剤耐性が疑われる場合の管理アルゴリズムを付記する（**図Ⅷ-1**）[10)]。

[肝]

　適切な用法・用量による十分な期間のGCV予防投与後に発生したCMV感染症や、GCVにより2週間以上適切に治療がなされたにもかかわらず効果を認めない症例においては、GCV治療抵抗性CMV感染を疑う[1)2)]。薬剤耐性は、ウイルスのU97キナーゼ、DNAポリメラーゼ遺伝子の変異によるものであり、上述のような症例ではこれらの変異解析を行うべきである[3)-5)]。GCV治療抵抗性CMV感染を疑う場合は、第一に、可能であれば免疫抑制薬投与の

減量が推奨され、mTOR阻害薬を含むレジメへの変更も1つのオプションである[3)4)]。代替治療として、ホスカルネットへの変更[6)]、GCVの増量(15mg/kg/日、2分割、腎機能で投与量補正)[7)]、GCVにホスカルネットの追加などが報告されているが、いずれも後方視的観察研究である。免疫グロブリン製剤(intravenous immunoglobulin；IVIG)を追加投与する報告もあるが確立されたものではない[8)]。

[膵]

　GCVに対する耐性は、一般的に *UL97*(リン酸化酵素)および *UL54*(DNAポリメラーゼ)の一方または両方の遺伝子変異に関連する[1)-7)]。リスク因子は、CMV D+/R−症例、治療量以下での長期のGCV投与、ATGやOKT-3などの強力な免疫抑制薬の使用が挙げられる[8)9)]。固形臓器移植の中で膵腎同時移植(SPK)は最もGCV耐性CMVの発症率が高い(13%)と報告されており[9)]、CMV D+/R−症例におけるGCV耐性CMVの発生率は腎臓移植 5%(1/20)、肝移植 0%(0/28)に対し、SPK・膵単独移植(PTA)は21.1%(4/19)と高率であった[8)]。持続的にCMV抗原陽性であった19例(腎移植15例、SPK4例)を対象とした検証では、*UL97*変異症例の44.4%がSPKであった[5)]。SPK・PTAはGCV耐性CMV感染の高リスク群といえる。

　治療に関し確固たるプロトコールは存在せず、各施設からの少数例の報告にとどまる。主にはMMFを中心とした免疫抑制薬の減量、ホスカルネット、シドフォビル、レフルノミドの投与である[6)10)-12)]。免疫グロブリン、高力価CMV免疫グロブリンの併用報告もあるが、個別の治療効果については不明である[10)]。維持免疫抑制薬としてシロリムスを導入した報告例も認める[5)]。SPK47例を含む腎移植1,244例の検証ではGCV耐性CMV感染の発症率は2.2%と報告されており、SPKに限ると4.3%であった。MMF減量+ホスカルネットによる治療効果を報告する一方、MMF減量+VGCV継続による治療効果についても言及している[12)]。

　*UL54*ポリメラーゼの変異は、ホスカルネットとシドフォビルに対する交差耐性を引き起こす可能性がある[4)6)13)14)]。ガンシクロビル、ホスカルネット、シドフォビルに耐性を示す場合は、*UL54*遺伝子変異の同定が推奨される。従来の治療に抵抗性のCMVにはMaribavirが有効である可能性があるが、報告例は限られており症例の集積が待たれる[15)16)]。

[心]

　心臓移植後のGCV治療抵抗性CMV感染の頻度は、12%との報告があり、ほかの腹腔臓器とほぼ同等である[1)]。高リスク(D+/R−)患者でGCV治療抵抗性CMV感染の頻度が多いことが報告されている[1)]。GCV治療抵抗性CMV感染に対する治療は単施設での報告に限られるが、ホスカルネットによる治療の報告がある[1)2)]。そのほかには、免疫抑制薬の注意深い減量、mTOR阻害薬の導入、高用量のGCV静注が考慮される[3)]。

［肺］

　GCVによる治療に抵抗性であった場合に最も使用されている薬剤はホスカルネットである。その他の治療選択肢としては、シドフォビル、レテルモビル、Maribavirなどの報告が、海外からは認められる[1)2)]。肺移植後の薬剤耐性CMV感染発症率に関しては、単施設からの報告ではあるが、1.5〜4.6％程度と報告されている[3)-5)]。本邦からの報告では、GCV治療抵抗性CMV感染が疑われた2症例でホスカルネットが使用されていた[6)7)]。

［小腸］

　小腸移植におけるGCV治療抵抗性のCMV発生率は、全CMV感染に占める割合がほかの臓器移植に比較して高いとされる（小腸を含む臓器移植：31.3〜31.6％[1)2)] vs. ほかの臓器移植：0.5〜20％）。治療抵抗性CMV発生のリスクとして、免疫抑制薬の強度、D+/R−のペアであること、予防投与の経口バルガンシクロビル（VGCV）の吸収問題、併存する腎機能障害に起因するGCV減量の問題、不十分な予防治療期間などが挙げられている。治療期間に関しては、GCVあるいはVGCVを長く投与することによってGCV治療抵抗性のCMVが発生するという報告もあり、一定の見解を得ていない[1)-3)]。

　診断は、予防投与中のbreakthrough感染や治療中の臨床症状の増悪などから疑い、確定診断は遺伝子診断（*UL97/UL54*）が必要である。GCV治療抵抗性のCMVは組織浸潤を伴う重症感染を引き起こし死亡に至る危険性が高い（60〜67％）[1)2)]。治療は、免疫抑制薬の減量、ホスカルネット、シドフォビル、レクルノミド、CMV IVIG、CMV−Specific ATL transferなどが選択されるが明確なプロトコールはない[1)-4)]。

参考文献

［腎］

1) Hantz S, Garnier-Geoffroy F, Mazeron MC, et al. Drug-resistant cytomegalovirus in transplant recipients ; a French cohort study. J Antimicrob Chemother 65 : 2628-2640, 2010.

2) Myhre HA, Haug Dorenberg D, Kristiansen KI, et al. Incidence and outcomes of ganciclovir-resistant cytomegalovirus infections in 1244 kidney transplant recipients. Transplantation 92 : 217-223, 280, 2011.

3) Young PG, Rubin J, Angarone M, et al. Ganciclovir-resistant cytomegalovirus infection in solid organ transplant recipients ; a single-center retrospective cohort study. Transpl Infect Dis 18 : 390-395, 2016.

4) Lurain NS, Chou S. Antiviral drug resistance of human cytomegalovirus. Clin Microbiol Rev 23(4) : 689-712, 2010.

5) Boivin G, Goyette N, Farhan M, et al. Incidence of cytomegalovirus UL97 and UL54 amino acid substitutions detected after 100 or 200 days of valganciclovir prophylaxis. J Clin Virol 53(3) : 208-213, 2012.

6) Fisher CE, Knudsen JL, Lease ED, et al. Risk Factors and Outcomes of Ganciclovir-Resistant

Cytomegalovirus Infection in Solid Organ Transplant Recipients. Clinical Infectious Diseases 65(1) : 57-63, 2017.

7) Limaye AP, Raghu G, Koelle DM, et al. High incidence of ganciclovir-resistant cytomegalovirus infection among lung transplant recipients receiving preemptive therapy. J Infect Dis 185(1) : 20-27, 2002.

8) Chemaly RF, Chou S, Einsele H, et al. Definitions of resistant and refractory cytomegalovirus infection and disease in transplant recipients for use in clinical trials. Clin Infect Dis 68(8) : 1420-1426, 2019.

9) Gracia-Ahufinger I, Gutierrez-Aroca J, Cordero E, et al. Use of high-dose ganciclovir for the treatment of cytomegalovirus replication in solid organ transplant patients with ganciclovir resistance-inducing mutations. Transplantation 95 : 1015-1020, 2013.

10) Kotton CN, Kumar D, Caliendo AM, et al. The Third International Consensus Guidelines on the Management of Cytomegalovirus in Solid-organ Transplantation. Transplantation 102(6) : 900-931, 2018.

11) Razonable RR, Humar A. Cytomegalovirus in solid organ transplant recipients-Guidelines of the American Society of Transplantation Infectious Diseases Community of Practice. Clin Transplant 33(9) : e13512, 2019.

12) Pascual J, Royuela A, Fernandez AM, et al. Role of mTOR inhibitors for the control of viral infection in solid organ transplant recipients. Transpl Infect Dis 18(6) : 819-831, 2016.

13) Nashan B. Induction therapy and mTOR inhibition ; minimizing calcineurin inhibitor exposure *in de novo* renal transplant patients. Clin Transplant 27(Suppl 25) : 16-29, 2013.

14) Razonable RR. Drug-resistant cytomegalovirus ; clinical implications of specific mutations. Curr Opin Organ Transplant 23(4) : 388-394, 2018.

15) Chou S, Ercolani RJ, Vanarsdall AL. Differentiated levels of ganciclovir resistance conferred by mutations at codons 591 to 603 of the cytomegalovirus UL97 kinase gene. J Clin Microbiol 55(7) : 2098-2104, 2017.

〔肝〕

1) Fisher CE, Knudsen JL, Lease ED, et al. Risk Factors and Outcomes of Ganciclovir-Resistant Cytomegalovirus Infection in Solid Organ Transplant Recipients. Clin Infect Dis 65(1) : 57-63, 2017.

2) Hantz S, Garnier-Geoffroy F, Mazeron MC, et al ; French CMVResistance Survey Study Group. Drug-resistant cytomegalovirus in transplant recipients ; a French cohort study. J Antimicrob Chemother 65(12) : 2628-2640, 2010.

3) Razonable RR, Humar A. Cytomegalovirus in solid organ transplant recipients-Guidelines of the American Society of Transplantation Infectious Diseases Community of Practice. Clin Transplant 33(9) : e13512, 2019.

4) Kotton CN, Kumar D, Caliendo AM, et al ; The Transplantation Society International CMVConsensus Group. The Third International Consensus Guidelines on the Management of Cytomegalovirus in Solid-organ Transplantation. Transplantation 102(6) : 900-931, 2018.

5) Lurain NS, Chou S. Antiviral drug resistance of human cytomegalovirus. Clin Microbiol Rev 23(4) : 689-712, 2010.

6) Avery RK, Arav-Boger R, Marr KA, et al. Outcomes in Transplant Recipients Treated With Foscarnet for Ganciclovir-Resistant or Refractory Cytomegalovirus Infection. Transplantation

　　100(10)：e74-e80, 2016.

7）Gracia-Ahufinger I, Gutiérrez-Aroca J, Cordero E, et al. Use of high-dose ganciclovir for the treatment of cytomegalovirus replication in solid organ transplant patients with ganciclovir resistance-inducing mutations. Transplantation 95(8)：1015-1020, 2013.

8）Razonable RR. Immune-based therapies for cytomegalovirus infection. Immunotherapy 2(1)：117-130, 2010.

〔膵〕

1）Sullivan V, Biron KK, Talarico C, et al. A point mutation in the human cytomegalovirus DNA polymerase gene confers resistance to ganciclovir and phosphonylmethoxyalkyl derivatives. Antimicrob Agents Chemother 37(1)：19-25,1993.

2）Erice A. Resistance of human cytomegalovirus to antiviral drugs. Clin Microbiol Rev Apr 12(2)：286-297, 1999.

3）Jabs DA, Martin BK, Forman MS, et al. Mutations conferring ganciclovir resistance in a cohort of patients with acquired immunodeficiency syndrome and cytomegalovirus retinitis. J Infect Dis 183(2)：333-337, 2001.

4）Mylonakis E, Kallas WM, Fishman JA. Combination antiviral therapy for ganciclovirresistant cytomegalovirus infection in solid-organ transplant recipients. Clin Infect Dis 34(10)：1337-1341, 2002.

5）Nogueira E, Ozaki KS, Tomiyama H, et al. The emergence of cytomegalovirus resistance to ganciclovir therapy in kidney transplant recipients. Int Immunopharmacol 6(13-14)：2031-2037, 2006.

6）Eid AJ, Razonable RR. New developments in the management of cytomegalovirus infection after solid organ transplantation. Drugs 70(8)：965-981, 2010.

7）Shah AP, Chen JM, Fridell JA. Incidence and outcomes of cytomegalovirus in pancreas transplantation with steroid-free immunosuppression. Clin Transplant 29(12)：1221-1229, 2015.

8）Limaye AP, Corey L, Koelle DM, et al. Emergence of ganciclovir-resistant cytomegalovirus disease among recipients of solid-organ transplants. The Lancet 356(9230)：645-649, 2000.

9）Limaye AP. Ganciclovir-resistant cytomegalovirus in organ transplant recipients. Clin Infect Dis 35(7)：866-872, 2002.

10）Avery RK, Mossad SB, Poggio E, et al. Utility of leflunomide in the treatment of complex cytomegalovirus syndromes. Transplantation 90(4)：419-426, 2010.

11）Chon WJ, Kadambi PV, Xu C, et al. Use of leflunomide in renal transplant recipients with ganciclovir-resistant/refractory cytomegalovirus infection；a case series from the University of Chicago. Case Rep Nephrol Dial 5(1)：96-105, 2015.

12）Razonable RR, Humar A. Cytomegalovirus in solid organ transplant recipients-Guidelines of the American Society of Transplantation Infectious Diseases Community of Practice. Clin Transplant 33(9)：e13512, 2019.

13）Drew WL, Miner RC, Marousek GI, et al. Maribavir sensitivity of cytomegalovirus isolates resistant to ganciclovir, cidofovir or foscarnet. J Clin Virol 37(2)：124-127, 2006.

14）Goldsmith PM, Husain MM, Carmichael A, et al. Case report；Multidrug-resistant cytomegalovirus in a modified multivisceral transplant recipient. Transplantation 93(7)：e30-e32, 2012.

15）Kotton CN, Kumar D, Caliendo AM, et al. The Third International Consensus Guidelines on the Management of Cytomegalovirus in Solid-organ Transplantation. Transplantation 102

(6) : 900-931, 2018.

16) Maertens J, Cordonnier C, Jaksch P, et al. Maribavir for Preemptive Treatment of Cytomegalovirus Reactivation. N Engl J Med 381(12) : 1136-1147, 2019.

［心］

1) Li F, Kenyon KW, Kirby KA, et al. Incidence and clinical features of ganciclovir-resistant cytomegalovirus disease in heart transplant recipients. Clin Infect Dis 45 : 439-447, 2007.

2) Garcia-Martinez J, Folgueira L, Delgado R, et al. Viral monitoring and successful treatment of a ganciclovir-resistant cytomegalovirus infection in a heart transplant recipient. Transpl Infect Dis 10 : 123-128, 2008.

3) Razonable RR, Humar A. Cytomegalovirus in solid organ transplant recipients-Guidelines of the American Society of Transplantation Infectious Diseases Community of Practice. Clin Transplant 33 : e13512, 2019.

［肺］

1) Razonable RR, Humar A. Cytomegalovirus in solid organ transplant recipients-Guidelines of the American Society of Transplantation Infectious Diseases Community of Practice. Clin Transplant 33 : e13512, 2019.

2) Kotton CN, Kumar D, Caliendo AM, et al. The Third International Consensus Guidelines on the Management of Cytomegalovirus in Solid-organ Transplantation. Transplantation 102 : 900-931, 2018.

3) Lurain NS, Bhorade SM, Pursell KJ, et al. Analysis and characterization of antiviral drugresistant cytomegalovirus isolates from solid organ transplant recipients. J Infect Dis 186 : 760-768, 2002.

4) Heliövaara E, Husain S, Martinu T, et al. Drug-resistant cytomegalovirus infection after lung transplantation ; Incidence, characteristics, and clinical outcomes. J Heart Lung Transplant 38 : 1268-1274, 2019.

5) Chang A, Musk M, Lavender M, et al. Cytomegalovirus viremia in lung transplantation during and after prophylaxis. Transpl Infect Dis 21 : e13069, 2019.

6) Ohata K, Chen-Yoshikawa TF, Takahashi K, et al. Cytomegalovirus infection in living-donor and cadaveric lung transplantation. Interact Cardiovasc Thorac Surg 25 : 710-715, 2017.

7) Chen F, Bando T, Hanaoka N, et al. Early onset of ganciclovir-resistant cytomegalovirus infection in a lung-transplant recipient. Jpn J Thorac Cardiovasc Surg 53 : 562-564, 2005.

［小腸］

1) Ambrose T, Sharkey LM, Louis-Auguste J, et al. Cytomegalovirus Infection and Rates of Antiviral Resistance Following Intestinal and Multivisceral Transplantation. Transplant Proc 48(2) : 492-496, 2016.

2) Timpone JG, Yimen M, Cox S, et al. Resistant cytomegalovirus in intestinal and multivisceral transplant recipients. Transpl Infect Dis 18(2) : 202-209, 2016.

3) Silva JT, San-Juan R, Fernandez-Caamano B, et al. Infectious Complications Following Small Bowel Transplantation. Am J Transplant 16(3) : 951-959, 2016.

4) Nagai S, Mangus RS, Anderson E, et al. Intestinal Graft Failure ; Should We Perform the Allograft Enterectomy Before or With Retransplantation? Transplantation 101(2) : 411-420, 2017.

CHAPTER IX

SARS-CoV-2波及時の
臓器移植後CMV感染

SARS-CoV-2（severe acute respiratory syndrome coronavirus 2）による新型コロナウイルス（coronavirus disease 2019；COVID-19）感染症は当初、中国湖北省武漢市で原因不明の肺炎として2019年12月頃に報告され、その後瞬く間に全世界に広まり1世紀ぶりのパンデミックとなり現在に至っている。臓器移植後のCMVを含むウイルス感染症に対しては従来どおり警戒が必要であるが、COVID-19によるパンデミックは臓器移植後のCMV予防と治療の実施にも大きな影響を与えている。現時点までに明らかとなっているCMV感染症とCOVID-19感染症の関連について述べる。

■ | SARS-CoV-2感染におけるCMV感染症併発について

ICUにおいて集中治療中のSARS-CoV-2感染患者においては、ヘルペスウイルス感染症の再活性化が知られている[1][2]。頻度としてはEBV（Epstein-Barr virus）が最も多く、次いでCMV、HSV（herpes simplex virus；単純ヘルペスウイルス）が知られている。再活性化のリスク因子としては血液悪性疾患患者と臓器移植患者である[2]。移植患者においてはCMVとSARS-CoV-2の重複感染により重症度と死亡率が上昇するとの報告がある[3]。移植患者ではSARS-CoV-2感染とCMV感染を併発するリスクが高く、原因として持続的な免疫抑制によりCMV特異的T細胞の頻度低下が考えられる[4]。

CMVの再活性化は、SARS-CoV-2感染患者の免疫応答を調節し、ほかの日和見病原体のリスクを高め、COVID-19の除去とサイトカインへの応答に影響を与える可能性がある。現時点で重症のSARS-CoV-2感染患者に対するCMV再活性化の治療は、リンパ球減少および敗血症の状況において、さらなる合併症を引き起こす可能性があり、リスクとベネフィットを比較検討して、ケースバイケースで検討することとなる[5]。

参考文献

1) Simonnet A, Engelmann I, Moreau A-S, et al. High incidence of Epstein-Barr virus, cytomegalovirus, and human-herpes virus-6 reactivations in critically-ill patients with COVID-19. Infect Dis Now 51(3)：296-299, 2021.

2) Saade A, Moratelli G, Azoulay E, et al. Herpesvirus reactivation during severe COVID-19 and high rate of immune defect. Infect Dis Now 51(8)：676-679, 2021.

3) Molaei H, Khedmat L, Nemati E, et al. Iranian kidney transplant recipients with COVID-19 infection；Clinical outcomes and cytomegalovirus coinfection. Transpl Infect Dis 23(1)：e13455, 2021.

4) Ashokkumar C, Rohan V, Kroemer AH, et al. Impaired T-cell and antibody immunity after COVID-19 infection in chronically immunosuppressed transplant recipients. bioRxiv. May 4; 2021.

5) Schouten J, De Waele J, Lanckohr C, et al. Antimicrobial stewardship in the ICU in COVID times；the known unknowns. Int J Antimicrob Agents 58(4)：106409, 2021.

臓器移植後CMV感染の免疫機構への影響

本章は、日々のCMV診療に直接役立つ内容ではないことをあらかじめご理解頂きたい。多くの基礎研究や臨床解析から、CMV感染が免疫機構に影響する可能性は以前より報告されており、そのいくつかを紹介する。ウイルスゲノムにかかわる用語については、第Ⅱ章「感染と感染症の分類・定義」も参照頂くとともに、繰り返し記載する内容もある。

1 ウイルス構造・ゲノム

既に第Ⅱ章に記載しているように、CMVは直径約200～230nmの2本鎖DNAウイルスであり、最外側は脂質二重膜のエンベロープを内包する正20面体のヌクレカプシドをもち、エンベロープとヌクレカプシドの間に不整形で電子密度の高いテグメントを含む[1]。少なくとも165遺伝子をcodeするCMVゲノムは236kbとヒトヘルペスウイルス中で最大である。蛋白をcodeする165～252間にopen reading frame(ORF)を有し、多くはウイルス寄生に貢献している[2]。Unique long(UL)とunique short(US)の2つのunique配列からなり、各々の両端にはTRLとIRL、IRSとTRSと呼ばれる反復配列部(R；repeat)を有している。UL領域は1～151番まで存在する[1]。特に、UL139とUL146はhypervariable region、いわゆる超可変領域と呼ばれCMVの個々のゲノムタイプによって多様性が示される[3]。すなわち、この領域の構造を解析することで、CMVのゲノムタイプを決定・比較することができる。また、CMV株の変化は遺伝子表現、ウイルス結合の細胞特性、それによる複製と波及(病原性など)、感染に対する宿主の免疫反応に影響する[4]。CMV感染は均一ではない[5]。約70種類のウイルス蛋白で構成されるが、テグメント蛋白のpp65(UL83)が最も多く含まれ(15%)、好中球に取り込まれたpp65の検出はウイルス抗原血症(アンチゲネミア)の早期診断に有用である[6][7]。

2 宿主免疫

自然免疫は感染直後から反応する重要な生体防御であるとともに、効率よく適応免疫を誘導する。CMVでは、樹状細胞・マクロファージのTOL-like レセプター(TLR)のTLR9とTLR3がウイルスを検知してINFα/βが産生され、NK細胞を活性化する[8]。CMVでは、TLR2と糖蛋白質(glycoprotein；g)のgB/gHの相互作用が炎症性サイトカインを誘導する[9]。

CMVに対する液性免疫では、中和抗体がウイルス伝播と臓器障害の抑制において重要である。血管内皮・上皮細胞への侵入に関するgH/gL/UL128-131A複合体のgp(UL128-131A)に対する中和抗体が in vivo 感染防御では大きな役割をもつと推測される[10]。

細胞性免疫ではCMV特異的なCD8+およびCD4+T細胞、さらにγδ-T細胞が関与する。これらの細胞が常にウイルス増殖を抑制することで、CMV感染症は顕性化せず潜伏・持続感染状態が維持される[10]。CMVの抗原ペプチドを特異的な細胞傷害性T細胞が認識し感染

細胞を排除する[11]。骨髄移植においてドナーの CMV 特異的 CD8⁺T 細胞をレシピエントに導入すると、有効に CMV 感染症を抑制できる[5]。胎内感染でも CMV 特異的な胎児 CD8⁺T 細胞が出現し機能する[12]。

CD8⁺ および CD4⁺T 細胞は、それぞれ、MHC class Ⅰ および Ⅱ 拘束性に CMV 抗原ペプチドを認識する。これらの T 細胞によって virion 構造蛋白から転写調節因子まで幅広く抗原ペプチドが認識され、その種類は ORF の約 70％ に達する[13]。抗原認識に階層性があり、反応しやすい抗原も CD8⁺ および CD4⁺T 細胞で異なる。

さらに、免疫の老化と CMV 感染に関する報告がある。健常 HCV キャリアにおける CMV 反応性 CD8⁺T 細胞の比率は中央値で 10％ と予想以上に高く、40％ に達することもある[13]。また、加齢に伴ってこの比率が上昇する[14)15]。機序は不明であるが、加齢に伴って CMV 反応性 T 細胞の oligoclonal な増大（memory inflation）を生じると、ナイーブ T 細胞が減少し CMV 以外の感染症に対する防御能が低下をきたす[16)17]。一方、長寿の家系ではこのような現象がみられない[18]。これらの事実から CMV に対する T 細胞反応の増大が免疫の老化（疲弊）と密接に関連し、その重要な指標と考えられている[19)20]。

3 ｜ 免疫回避・細胞死抑制

CMV は潜伏・持続感染することで終生人体に寄生する。これを維持するためにウイルスは多数の遺伝子を保有している。その中でも重要なのが T 細胞・NK 細胞による攻撃の回避と感染細胞の細胞死抑制にかかわる遺伝子である。ウイルスはこれらの遺伝子産物を用いて宿主との共生を成立させる。一方、これらのウイルス遺伝子産物が潜伏・持続感染している宿主細胞の機能障害や形質変化を誘導することも考えられる[10]。例えば、CMV が腫瘍細胞に感染すると腫瘍細胞が腫瘍免疫や抗がん剤に対する抵抗性を獲得して悪性度を増す可能性がある（oncomodulation）[21]。動脈硬化や自己免疫疾患との関連も示唆されている[22]。

4 ｜ 臓器移植における影響

CMV は臓器移植患者の重要な病因であり、質の高い診断アッセイや効果的な抗ウイルス治療薬があるが、長期移植臓器機能を障害する。免疫抑制と MHC－ミスマッチ移植臓器において臓器内にある MHC－リンクの抗ウイルス T 細胞が減少するために、ウイルスの生存が強化される。CMV の生存戦略は宿主の適応と先天性の免疫機能を標的としている。これは、食細胞の動員と抗原提示を減少させ、宿主のサイトカインとケモカイン受容体の同族体を産生する[23]。しかし、移植臓器機能低下を伴う CMV 感染に関与する機序は、まだ十分には解明されていない[24]。

グラフト内の CMV 感染は「direct effect」と名称されている。これは炎症、血管障害、線維

化であり、その結果が慢性の移植臓器機能低下となる[25)26)]。「indirect effects」や「systemic effects」は、先天性の免疫機序(炎症媒介、改善して抗原提示による抗原提示細胞の動員、調整反応の減弱)によるspecific T細胞とB細胞の自己免疫反応の発現増加による。これは自己免疫刺激とウイルス抗原のcross-reactiveによる刺激で、臓器障害を誘導する。CMV感染の臨床像は移植臓器、CMV症候群(ウイルス血症や好中球減少症)、グラフト感染、大腸炎、網膜炎、日和感染に対する素因、移植後リンパ増殖性疾患(post transplantation lymphoproliferative disease；PTLD)、慢性の促進型冠動脈疾患、閉塞性細気管支炎、胆管消失症候群など多様である[27)]。Directとindirectはしばしば同時に生ずるが、これらの機序の臨床的貢献は不明である。一般に、CMV血清陽性と血清陽性臓器とウイルス血症は多くの場合関連し、長期移植臓器機能低下が研究されている[23)]。さらに、多くの研究では抗ウイルス薬の予防治療は効果的で、長期移植臓器機能に良好な影響を示している[24)]。

a. 非免疫経路の臓器障害

CMVは血管新生や創治癒にかかわるangiopoietinやVEGF、TGF-βなどアテローム発生促進遺伝子応答を増大させ、移植臓器の血管障害や炎症、血小板活性に影響する[28)]。このようなCMV感染によるリスクは、先制治療より予防治療の方によって軽減されると報告されている[29)]。

また、臓器移植では避けられない虚血/再灌流障害によって、CMVが再活性することも示唆されている[30)]。

b. 免疫経路の影響

CMVによる免疫成分とその標的、および機能を表X-1にまとめた[23)]。

急性CMV感染では抗体産生が移植腎とcross-reactする[31)]。CMVによる抗血管内皮抗体による液性免疫を刺激し、慢性液性拒絶反応に影響する可能性もある[23)]。

CMV感染のT細胞反応による移植臓器障害では、種々の免疫反応とregulatory T細胞機能の抑制が生ずる。ウイルスによるalloreactive memoryは移植寛容の障害、拒絶反応、あるいは自己免疫を誘導する可能性がある[32)33)]。

c. その他

CMV特異的CD8+T細胞については、CMV抗体陽性健康者と免疫抑制下の患者において、多くの研究報告がある。しかし最近、抗ウイルス免疫のみならず、潜伏感染の潜在的な維持におけるCMV特異的CD4+T細胞の重要性が示唆されている。継続して尿中あるいは唾液中にCMVを排出している場合、CMV特異的CD4+細胞が欠如している。T細胞免疫抑制状態ではCMV特異的CD8+T細胞を維持するのにはCMV特異的CT4+T細胞の存在が必要である[34)]。

移植に及ぼすCMV感染のさまざまな影響は以前より認識されているが、ウイルス株の多

表Ⅹ-1　CMV免疫応答主要成分と拒絶反応

免疫成分	標的	機能
液性		
免疫グロブリン	UL131A-128 locus 糖蛋白B、糖蛋白H AD2 of gB	感染上皮のCMV溶解 感染線維芽細胞のCMV溶解 抗体陽性患者の急性拒絶反応
T細胞応答		
異種性免疫		
CD8 T細胞	HLA-E	CMV-UL40とHLAに対する反応 臓器内皮細胞に死滅
HLA-A2-特異性CD8 T細胞	MLV CMVペプチドとHLA-B27由来ペプチド	CMV感染細胞と移植臓器細胞の交差反応
Bystander effectsCD4 T細胞	臓器内皮細胞内のウイルス複製	内皮細胞HLA Ⅱ抗原とIFN-γ産生増強
Toll-like recptor		自己免疫に対する直接的な影響は証明されていない
TLR2	単球の糖蛋白B CMVとCD14 on monocytes	移植臓器障害ではなく炎症
NK		同種反応性T細胞のサイトカイン刺激による冠動脈と移植腎の障害
γδTcells	CD16とドナー特異抗体の相互作用	移植臓器内皮細胞の抗体依存性細胞障害

NLA, imunodominant NLVPMVATV peptide derived from the CMVorotein pp65.
（文献23）の表3を改変）

様性と、標的細胞のタイプによる細胞受容体や感染機序の多様性のために、画一的ではない。免疫抑制法、ウイルス株、治療法、そして宿主の免疫反応などさまざまな要因により臨床所見は複雑である[23]。一般に、CMV感染症が発生した際、免疫抑制を軽減することがある。このことによって、細胞性拒絶反応や抗体関連型拒絶反応を誘導するものと理解されていることが多い。しかし、CMV感染自体が、さまざまな免疫関連因子を誘導することが示唆されていることも理解しておきたい。

参考文献

1) Mocarski ES, Shenk T, Pass RF. Cytomegalovirus. Field's Virology, 5th ed, Knipe DM, Howley PM, Griffin DE, et al(eds), pp2773-2818, Lippincot Williams & Wilkins, Philadelphia, 2007.

2) Stern-Ginossar N, Weisburd B, Michalski A, et al. Decoding human cytomegalovirus. Science 338：1088-1093, 2008.

3) Bradkey AJ, Kovacs IJ, Gatherer D, et al. Genotypic analysis of two hypervariable human cytomegalovirus genes. J Med Virol 80：1615-1623, 2008.

4) Liabo LF, Tong Y, Kumar D, et al. Analysis and clinical correlation of genetic variation in cytomegalovirus. Transpl Infect Dis 14：132-140, 2012.

5) Waldman WJ, Sneddon JM, Stephenes RE, et al. Enhanced endothelial cytopathogenicity induced by a cytomegalovirus strain propagated in endothelial cells. J Med Virol 28：223-

230, 1989.

6) Varnum SM, Streblow DN, Monroe ME, et al. Identification of proteins in human cytomegalovirus(HCMV) particles ; the HCMVproteome. J Virol 78 : 10960-10966, 2004.

7) Boeckh M, Bowden RA, Goodrich JM, et al. Cytomegalovirus antigen decetion in peripheral blood leukocytes after allogeneic marrow transplantation. Blood 80 : 1358-1364, 1992.

8) Tabeta K, Georgel P, Janssen E. et al. Toll-like receptor 9 and 3 as essential components of innate immune defense against mous cytomegalovirus infections. Proc Natl Acad Sci USA 101 : 3516-3521, 2004.

9) Boehme KW, Guerrenro M, Compton T. Human cytomegalovirus envelop glycoproteins B and H are necessary for TLR1 activation in permissive cells. J Immunol 177 : 7094-7102, 2006.

10) 小林伊三夫. サイトメガロウイルス(CMV). ウイルス 60 : 209-220, 2010.

11) Reddehase MJ, Koszinowski UH. Significance of herpesvirus immediate early gene expression in cellular immunity to cytomegalovirus infection. Nature 312 : 369-371, 1984.

12) Walter EA, Greenberg PD, Gilbert MJ, et al. Reconstitution of cellular immunity against cytomegalovirus in recipients if allogeneic bone marrow by trabsfer of T-cell clones from the donor. N Engl J Med 333 : 1038-1044, 1995.

13) Sylwester AW, Mitchell BL, Edgar JB, et al. Broadly targeted human cytomegalovirusspecific CD4[+] and CD8[+] T cells dominate the memory compartments of exposed subjects. J Exp Med 202 : 673-685, 2005.

14) Khan N, Sharriff N, Cobbold M, et al. Cytomegalovirus seropositivity drives the CD8 T cell repertories toward greater clonality in healthy elderly individuals. J Immunol 169 : 1984-1992, 2002.

15) Vescovini R, Biasini C, Fagnoni FF, et al. Massive load of functional effetor CD4[+] and CD8[+] cells against cytomegalovirus in ery old subjects. J Immunol 179 : 4283-4291, 2007.

16) Khan N, Hislop A, Gudgeon N, et al. Herpesvirus specific CD 8 T cell immunity in old age ; cytomegalovirus impairs the response to corresident EBV infection. J Immuno 173 : 7481-7489, 2004.

17) Hardrup SR, Stindhall J, Kollgaard T, et al. Lomgitudinal studies of clonally expanded CD8 T cells reveal a repertorie shrinkage predicting mortality and an increased number of dysfunctional cytomegalovirus-specific T cells in the very elderly. J iimmunol 176 : 2645-2653, 2006.

18) Derhovanessian E, Maier AB, Beck R, et al. Hallmark features of immunosenescence are absent in familial longevity. J Immunol 185 : 4618-4624, 2010.

19) Derhovanessian E, Larbi A, Pawelec G, et al. Biomarkers of human immuosenscence ; impact of Cytomegalovirus infection. Curr Opin Immunol 21 : 440-445, 2009.

20) Moss P. The emerging role of cytomegalovirus in driving immune senescence ; a novel therapeutic opportunity for improving health in the elderly. Curr Opin Immunol 22 : 529-534, 2010.

21) Michaelis M, Doerr HW, Cinatl J. The story of human cytomegalovirus and cancer ; increasing evidence and opne questions. Neoplasia 11 : 1-9, 2008.

22) Söderberg-Nauclér C. Does cytomegalovirus play a causative role in the development of various inflammatory disease and cancer? J intern Med 259 : 219-246, 2006.

23) Kaminski H, Fishman JA. The cell biology of cytomegalovirus : implications for

transplantation. Am J Transplant 16 : 2254-2269, 2016.

24) Martin-Gandul C, Mueller NJ, Pascual M, et al. The impact if infection on chronic allograft dysfunction and allograft survival after solid organ transplantation. Am J Transplant 15 : 391-398, 2015.

25) Dzabic M, Rahbar A, Yaiw KC, et al. Intragraft cytomegalovirus protein expression is associated with reduced renal allograft survival. Clin Infect Dis 53 : 969-976, 2011.

26) Stern M, Hirsch H, Cusini A, et al. Cytomegalovirus serology and replication remain associated with solid organ graft rejection and graft loss in the era of prophylactic treatment. Transplantation 98 : 1013-1018, 2014.

27) Fishman JA. Infection in solid-organ transplant recipients. N Engl J Med 357 : 2601-2614, 2007.

28) Fateh-Moghadam S, Bocksch W, Wessely R, et al. Cytomegalovirus infection status predicts progression of heart-transplant vasculopathy. Transplantation 76 : 1470-1474, 2003.

29) Potena L, Grigioni F, Magnani G, et al. Prophylaxis versus preemptive anticytomegalovirus approach for prevention of allograft vasculopathy in heart transplant recipients. J hear Lung Transplant 28 : 461-467, 2009.

30) Forte E, Zhang Z, Throp EW, et al. Cytomegalovitus latency and reactivation ; an intricate interplay with the host immune response. Front Cell Infect Microbiol 10 : 130, 2020.

31) Baldwin WM 3rd, Class FH, van Es A, et al. Renal graft dysfunction during infection with wytomegalovirus ; association with IgM lymphocytotoxins and HAL-DR3 and DR7. Br Med J 287 : 1332-1334, 1983.

32) Adams AB, Willianms MA, Jones TR, et al. Heterologous immunity provided a potent barrier to transplant tolerance. J Clin Invest 111 : 1887-1895, 2003.

33) Adams AB, Pearson TC, Larsen CP, et al. Heterologous immunity ; an overlooked barrier to tolerance. Immunol Rev 196 : 147-160, 2003.

34) Lim EY, Jackson SE, Wills MR. The CD4[+] T cell response to human cytomegalovirus in healthy and immunocompromised people. Front Cell Infect Microbiol 10 : 202, 2020.

■ 編集後記 ■

　本ガイドラインの「はじめに」に記載しているように、CMV感染症は臓器移植後最も発症頻度の高いウイルス感染症の1つであり、臓器移植成績に影響を及ぼす可能性がある。また、治療薬はあるがワクチン接種による予防法は確立していない。

　これまで、日本臨床腎移植学会から「腎移植後サイトメガロウイルス感染症の診療ガイドライン2011」が2011年10月発刊され、既に10年が経過している。さらに、2020年8月CMV核酸定量法（PCR法）が保険収載されたことにより、全臓器対象の本ガイドラインを作成する意義が高まったと認識している。

　執筆者は熱意にあふれ、企画当初の予想を超えるでき栄え、と感じている。一部内容の重複や、章ごとに文章量の相違があることはご了承頂ければ幸いである。

　本ガイドライン作成にあたり多大なご貢献をされた策定委員、協力者としてシステマティックレビューや解説の記載にご協力くださった方々、外部評価委員、ガイドライン統括委員の皆様に深謝する次第である。さらに、ガイドライン発刊に際し、多くのご助力を頂戴したぱーそん書房の山本美惠子様に感謝申し上げる。

　最後に、本ガイドラインが日常臨床に役立つとともに、今後さらにエビデンスが蓄積され、より充実したガイドライン策定の礎となることを願うものである。

佐藤 滋　記

日本移植学会理事長　　江川 裕人
医療標準化・移植検査委員会委員長　　佐藤　滋

臓器移植関連CMV感染症診療ガイドライン 2022

ISBN978-4-907095-78-9 C3047

令和4年11月20日　第1版発行

編　　集 ─── 一般社団法人 日 本 移 植 学 会
　　　　　　　臓器移植関連 CMV 感染症
　　　　　　　診療ガイドライン策定委員会
発 行 者 ─── 山 本 美 惠 子
印 刷 所 ─── 三 報 社 印 刷 株式会社
発 行 所 ─── 株式会社 ぱーそん書房
　　　　　　　〒101-0062 東京都千代田区神田駿河台2-4-4 (5 F)
　　　　　　　電話 (03) 5283-7009 (代表) /Fax (03) 5283-7010

Printed in Japan　　　　　　　　　　　© SATO Shigeru, 2022